まえがき ～すべての子どもたちに包括的性教育を！～

　ここ数年、性教育関連書の出版が相次いでいます。その背景にあるのが、ユネスコ等が発行した『国際セクシュアリティ教育ガイダンス』（以下『ガイダンス』）です。『ガイダンス』を読むと、性教育後進国である日本の現状が、国際水準から大きく遅れている現実を突きつけられます。そのようななか、『ガイダンス』をふまえた性教育関連書が多く出版されることは、とても重要ですし、本書もその一翼を担いたいと考えています。

『ガイダンス』は、「包括的性（セクシュアリティ）教育」についての国際指針です。「包括的」という言葉がもつ意味はたくさんあるのですが、本書では、「誰もが学習から排除されない」「性に対して肯定的に向き合う」という二点に強く着目しています。

「誰もが」は少し大げさですが、本書は発達がゆっくりであったり、凸凹があったりする「発達が気になる子どもたち」にも理解しやすいよう、かなり易しい言葉でまとめています。内容は、大人のからだになる頃から、遅くても成人するまでには学んでおきたい性に関わる知識や考え方を中心にしています。ただし、もっと小さい頃に学んでおきたかったような初歩的な内容の学び直しもできるようにしています。

　私たちは、多かれ少なかれ、性行動をします。そして、性を楽しむ権利を持っています。性行動を抑え込もう、制限しようという方育ではなく、将来、豊かな性行動をとな性生活をおくれる大人になることを性教育であること、これが「肯定的にということです。本書は、この点を重ますので、「禁止」のメッセージを送とを徹底しています。本書を子どもたす際には、この点を強く意識していた幸いです。

日本福祉大学　伊藤修毅

1 どうなっているの？ わたしたちのからだ

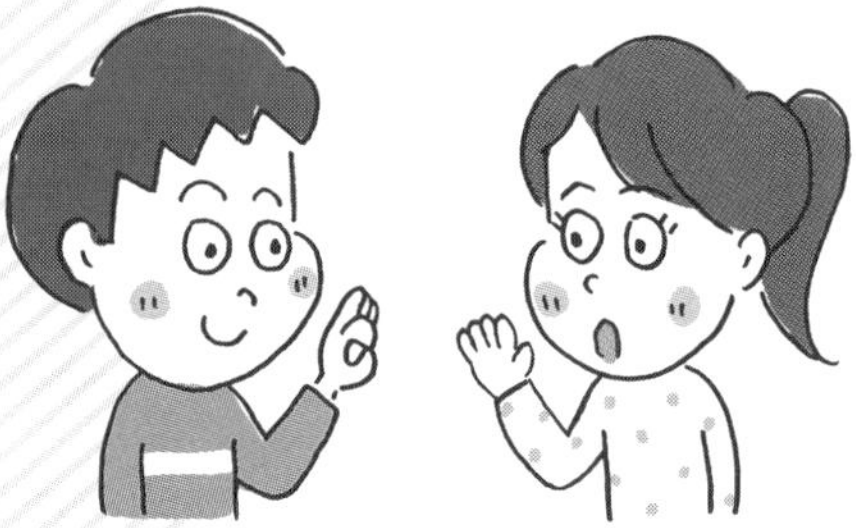

2

人を好《す》きになる気持《きも》ちはどんなもの？

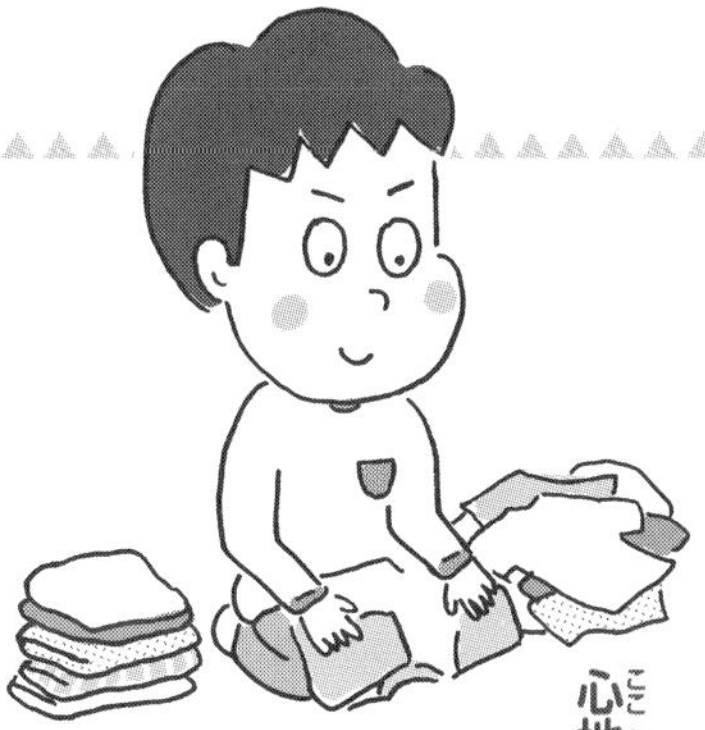

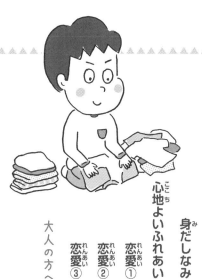

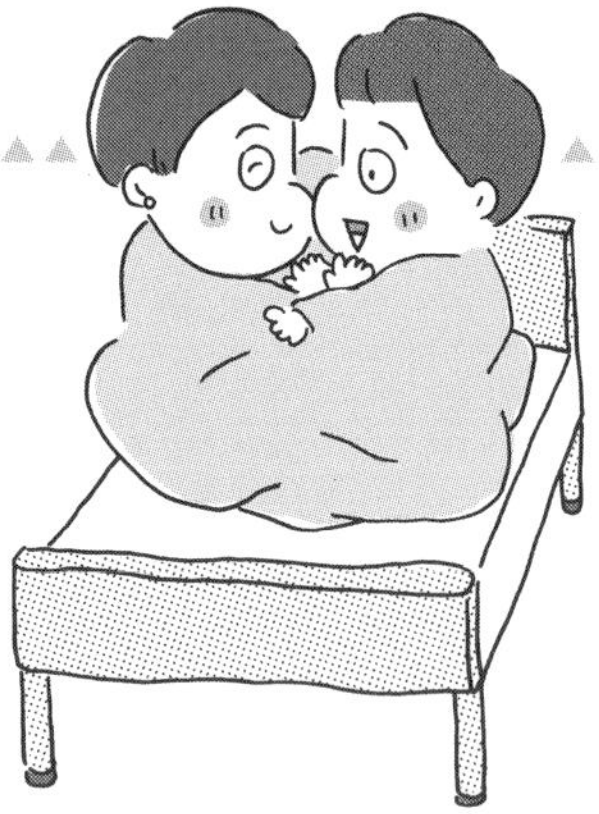

3 好《す》きな人にふれてみたい

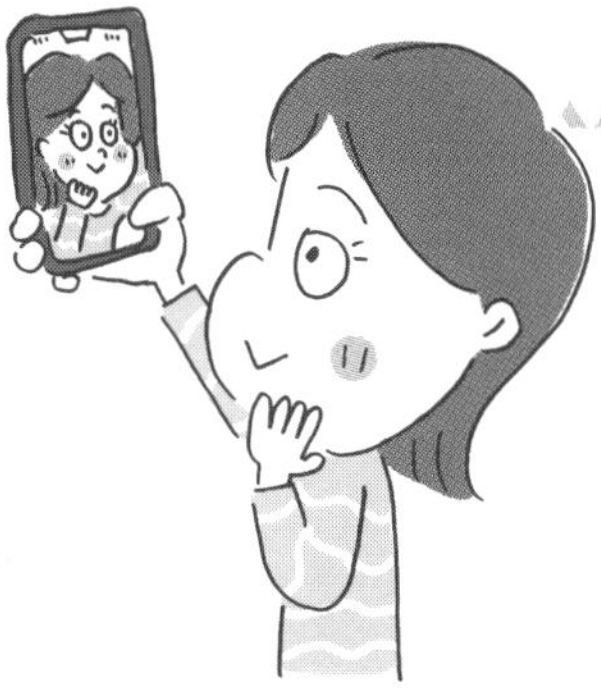

4 心とからだを守《まも》るために

おとなも子どもも
悩《なや》んでいます

Q&A
みなさんの よくある性《せい》の悩《なや》みに答えます

子どもたちの、性《せい》についての疑問《ぎもん》や悩《なや》みを集《あつ》めてみました。
このようなときどうしたらいいか、みなさんはどう思いますか。
ヒントとして、２つの選択肢《せんたくし》をあげています。
できれば、おとなと子どもでいっしょに読《よ》んで、考えてみてください。

Q1

学校でＡさんという人が気になる。
仲良《なかよ》くなりたいな。
ハグすれば、気持《きも》ちが伝《つた》わるかな？

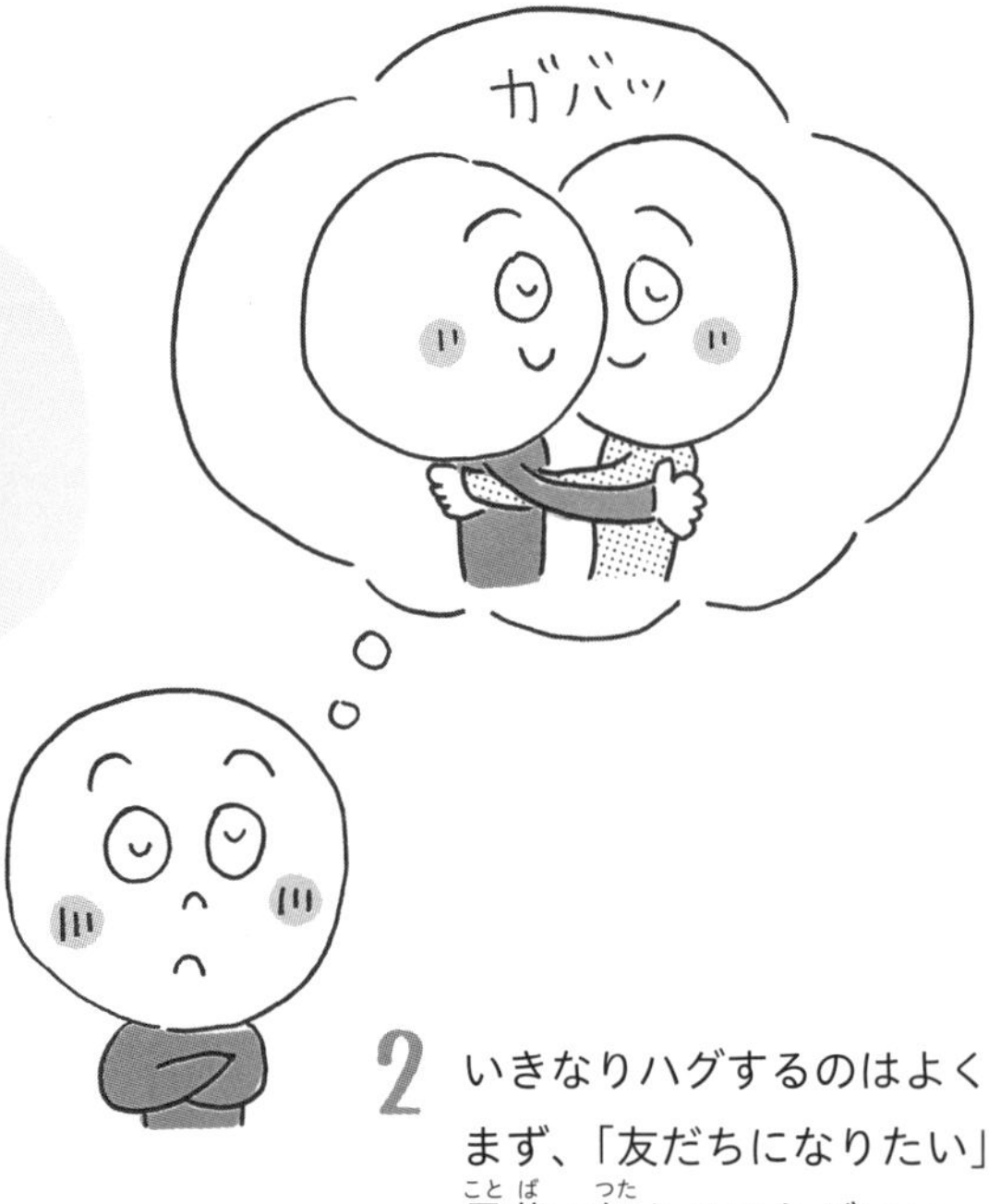

どちらだと思う？

1 ハグは「好《す》きな気持《きも》ち」を伝《つた》える手段《しゅだん》。
いきなりしてもいい。

2 いきなりハグするのはよくない。
まず、「友だちになりたい」と
言葉《ことば》で伝《つた》えるほうがいい。

答えはP.9を見てね（大人はP.10～11も）

Q 2

お風呂《ふろ》に入ったとき
鏡《かがみ》を見たら
性器《せいき》のまわりに
毛が生えている。
これは異常《いじょう》なこと？

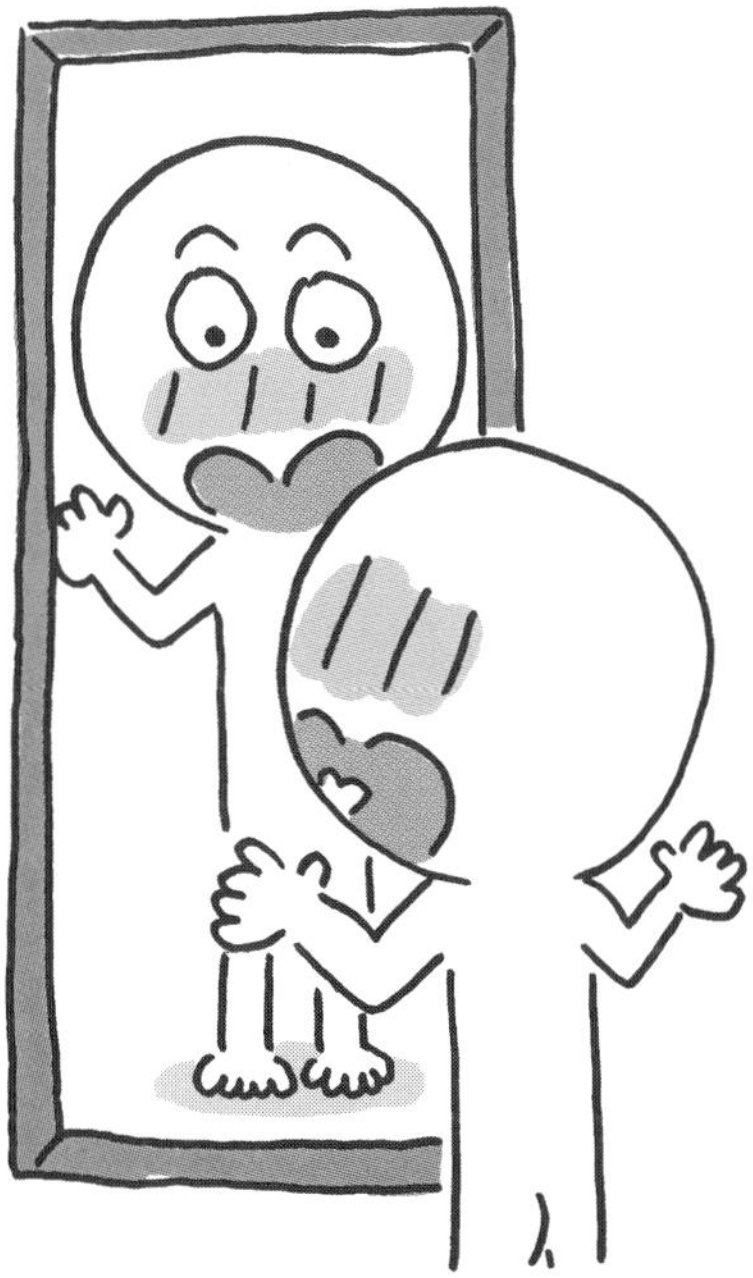

どちらだと思う？

1 異常《いじょう》なことではない。からだが成長《せいちょう》しておとなになった証拠《しょうこ》。だれにでもおこること。

2 異常《いじょう》なこと。なにかの病《びょう》気《き》かもしれないから、おとなに言って病院《びょういん》で調《しら》べてもらうほうがいい。

Q 3

性器《せいき》をさわると気持《きも》ちがいいけど、
お母さんに見られておこられた。
してはいけないことなの？

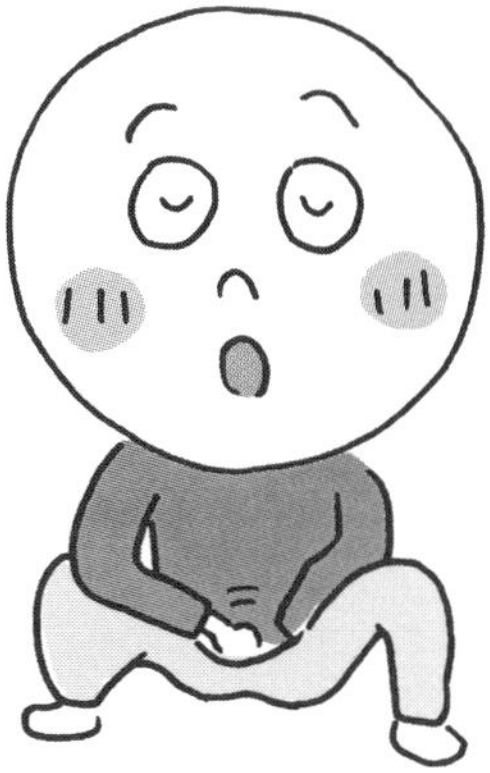

どちらだと思う？

1 してはいけないことだから、がまんするべき。からだにも悪《わる》い。

2 してもかまわない。さわる場所やさわり方を知っておきたい。

答えはP.9を見てね（大人はP.10～11も）

Q 4

SNS《エスエヌエス》で仲良《なかよ》くなった人から
「はだかの写真《しゃしん》を送《おく》って」
と言われた。
写真《しゃしん》を送《おく》っちゃおうかな？

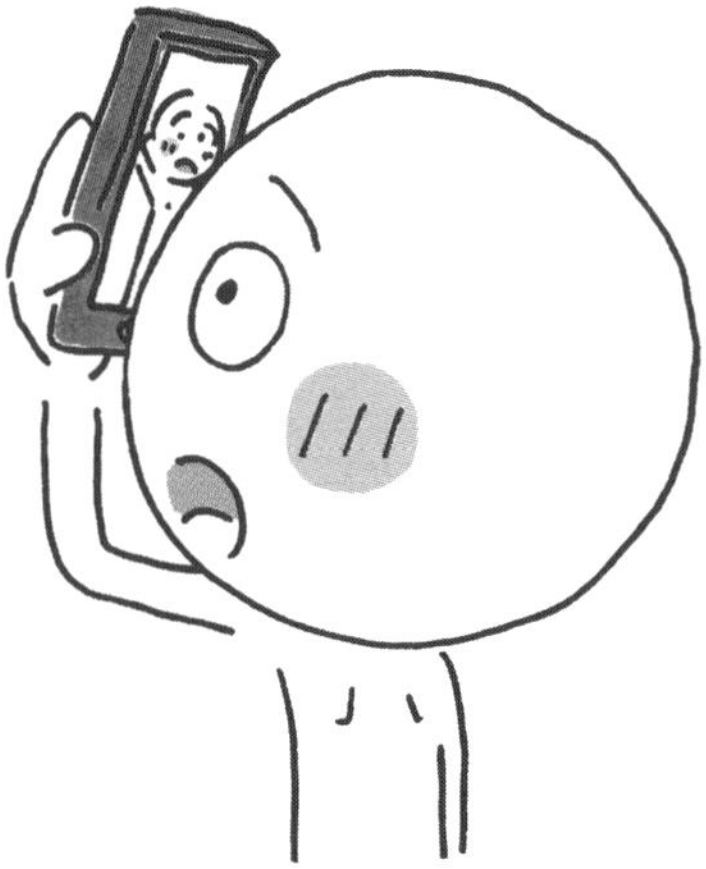

どちらだと思う？

1 仲良《なかよ》くなった人なら、
送《おく》ってあげてもいい。
まずいと思ったら、あとで
消《け》してもらうこともできる。

2 写真《しゃしん》を送《おく》るのはやめておこう。
そのようなことを言う人は
あぶない人かもしれないよ。

Q 5

キスとかセックスのことが知りたくて、
ネットで調《しら》べたら動画《どうが》がみつかった。
見ていいよね？

どちらだと思う？

1 調《しら》べるときはネットが一番《いちばん》。
しかも動画《どうが》なら
くわしく知ることができるから、
たくさん見よう。

2 ネットにある情報《じょうほう》は
すべて信頼《しんらい》できるとは
限《かぎ》らないし、
うその情報《じょうほう》もたくさんある。
あやしい動画《どうが》なら、
お金をとられることもある。

答えはP.9を見てね（大人はP.10～11も）

子どもたちへ

A こんなふうに考えられるよ

Q1 には 2 がいいね

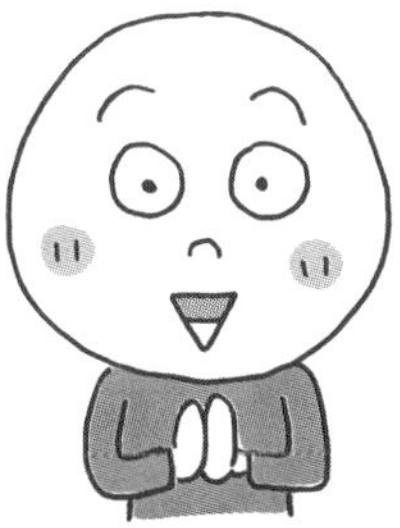

いきなりハグをすると相《あい》手《て》がびっくりしてしまうかも。さわられるのが苦《にが》手《て》な子もいるので、まずは「ハグしてもいい？」と相手《あいて》に聞いて、OK をもらえてからにします。

P.50 を見てね

Q2 には 1 がいいね

10 歳《さい》ぐらいからおとなのからだになるための成長《せいちょう》（二次性徴《にじせいちょう》）がはじまって、性器《せいき》のまわりやワキなどに毛が生えてきます。これはだれしもが経験《けいけん》することで、異常《いじょう》なことではありません。

P.16・22 を見てね

Q3 には 2 がいいね

性器《せいき》をさわると、おちつくし気持《きも》ちいいですよね。いけないことではありませんが、ほかの人に見られない場所《ばしょ》でしましょう。人がいるところでさわると、見た人がいやな気持《きも》ちになることがあります。

P.36 を見てね

Q4 には 2 がいいね

SNS《エスエヌエス》 では、年齢《ねんれい》や性別《せいべつ》や見た目などいくらでもうそをつけるので、画面《がめん》の向こうの相《あい》手《て》がどんな人かはわかりません。はだかの写真《しゃしん》を送《おく》ると、悪《わる》いことに使《つか》われるかもしれないので送《おく》らないほうが安全《あんぜん》です。

P.92・94 を見てね

Q5 には 2 がいいね

ネットの動画《どうが》（アダルトビデオなど）には、あやまった情報《じょうほう》もふくまれるので、内容《ないよう》をすべて信《しん》じてしまうのは危険《きけん》です。この本を読んで、正しい知識《ちしき》をつけましょう。

P.86 を見てね

5 つの疑問《ぎもん》について、
あなたはどう考えましたか？
もっと知りたいことがある人は、
つづきを読《よ》んでみてくださいね。

性《せい》について知ることは、
自分を大切にすること

大人の方へ

Q&A

発達が気になる子への性の話の伝え方・教え方

発達が気になる子は、人と適切にかかわることや、
周囲を見て自分の言動を判断することが苦手なことがあります。
また、からだの成長や変化にとまどいやすいこともあります。
大人の方からのよくある質問を紹介します。
どのように考えればよいか、見ていきましょう。

Q1 初対面の人にもいきなり抱きついたりします。どうすればよいでしょうか？

A 発達が気になる子には、人との適切なふれあい方がわからない子がいます。ふれあいを禁止するのではなく、相手の気持ちを聞くことや状況や関係性に応じたふれあいがあることを教えましょう。

P.50 も参考にしましょう。

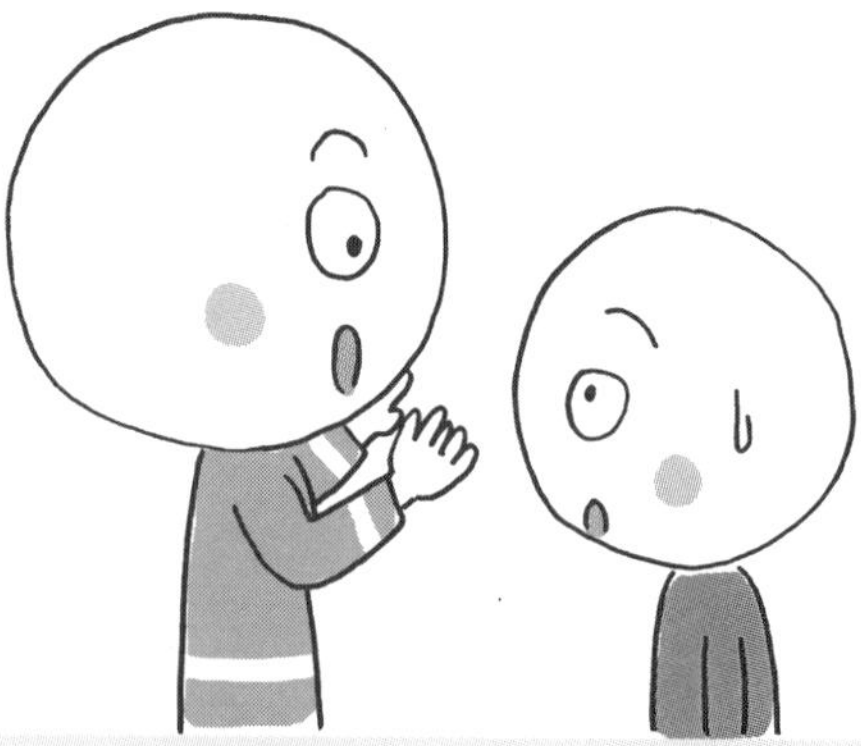

Q2 予期せぬ変化にパニックになることがあります。初潮などからだの変化にパニックにならないか心配です。

A できれば、からだの変化を迎える前に大人から「何が起こるか、どう対処するか」を伝えておきましょう。すでにからだの変化がはじまっている子には、「だれしもが経験すること、大人になっている証拠」と伝え、安心させます。

P.16・22 も参考にしましょう。

Q3 人前で性器をいじるのは、状況や人の気持ちを読むのが苦手だからなのでしょうか？　どのように注意すればいいですか。

A 性器をさわると気持ちいい刺激が得られることに、いつか気づきます。「やめなさい！」と叱るのではなく、どこで、どのようなときにさわっていいのかを教えましょう。

P.36 も参考にしましょう。

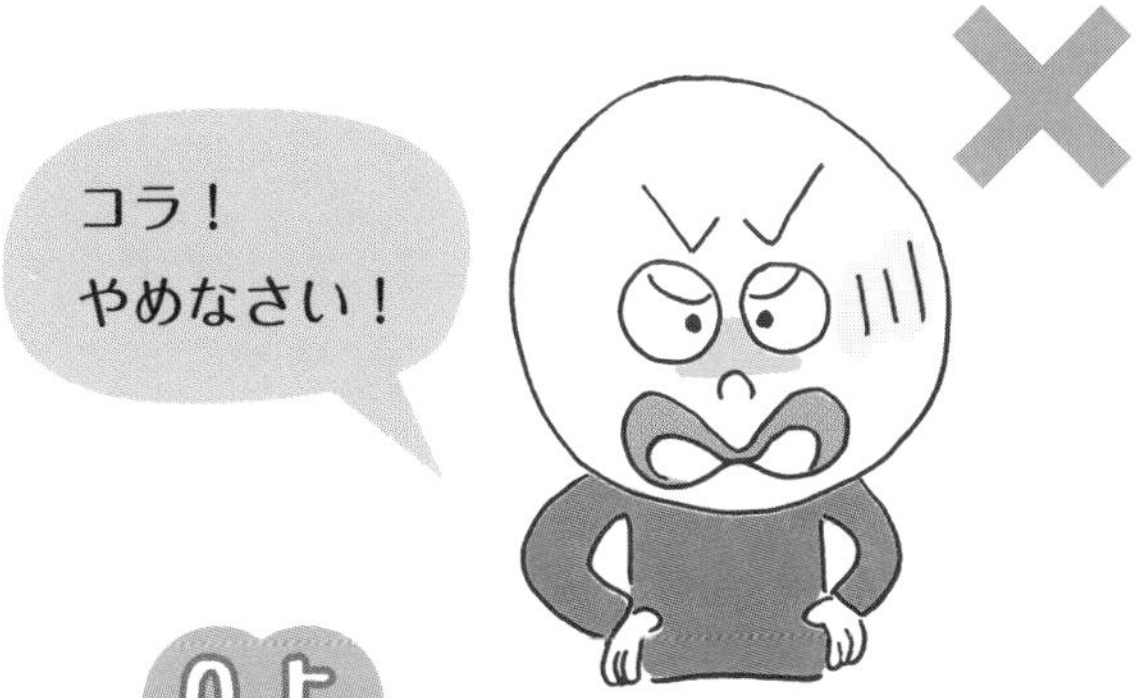

Q4

性について伝えるのがはずかしいです。ネットの情報に任せてよいですか？

A ネットの情報には誤りもたくさんありますが、性の知識のない子どもはすべて信じてしまいます。この本を見せながら、「科学的事実だけを淡々と伝えること」を意識してみてください。

P.86 も参考にしましょう。

Q5

好きな人に何度もアタックしていますが、つきまといにならないでしょうか？

A 好きな人にアピールすること自体は、禁止することではありませんが、「断られたら、あきらめること」は教えなければいけません。むりやり引き離すのは根本的な解決になりません。

P.52 も参考にしましょう。

Q6

人との関係がうまくつくれない子どもなので、性教育より人間関係教育が先ではないですか？

A 性教育にはからだのしくみや性行為だけではなく人間関係の学びも含まれています。人とのふれあいを通じて、相手を大切にするにはどうすればいいのかを学ぶのも性教育です。

Q7

性行為について教えると、性行為をすすめることになりませんか？

A 性行為やその先にある妊娠などについて正しい知識を得ることで、自分や相手のからだを大切にする意識が芽生えます。その結果、性行為に慎重になる傾向があります。

本書の使い方

本書のねらいは、
「子どもたちが正しい性の知識を学び、自分自身や相手を大切にし、
豊かな性行動がとれるようになること」です。
性について学んだことのない大人たちも、
子どもといっしょに性について考えてみましょう。

●まずは大人が読んでください

性教育後進国の日本では、ほとんどの大人たちが、十分に性について学んだ経験がないのが現状です。まずは、子どもに学んでもらうことを念頭に、大人自身が学ぶことからはじめましょう。

●本書は、中高生くらいの年代の子どもたちに向けて書いています

本書の内容は、二次性徴を迎えた頃から、高校を卒業する頃までには身につけたい性や人間関係についての内容となっています。発達がゆっくりな子どもたちにもわかりやすいよう、イラストやまんがをふんだんに入れ、文章もとても平易なものにしています。

●できればいっしょに読む

本書を子どもたちに手渡すだけではなく、できればいっしょに読むことをおすすめします。それがむずかしい場合でも、子どもたちの質問は率直に受け止め、叱ったり、ごまかしたりせず、ていねいに答えていきましょう。その際、ページ内の「大人の方へ」を参考に、子どもたちへの伝え方を考えてください。

正しい知識を持たせたい！

1

どうなっているの？
わたしたちの
からだ

手や足、頭、性器《せいき》など、

わたしたちのからだにはいろいろなパーツがあり、

どの部分《ぶぶん》も大切です。

自分のからだのどこに、だれが、

どのようにふれるのかは、

自分自身《じぶんじしん》で決《き》めます。

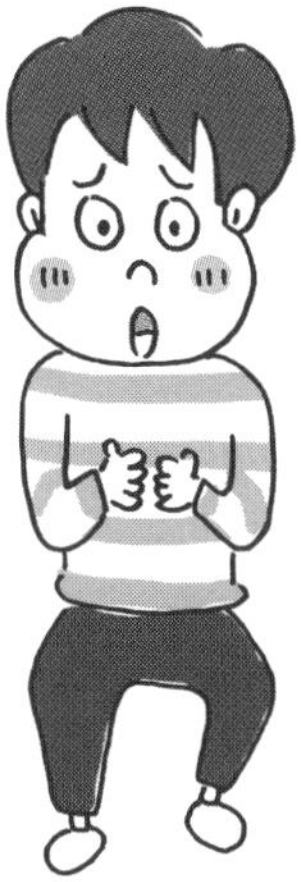

男の子のからだ、女の子のからだ

男女のからだのパーツ

男の子と女の子、それぞれに頭や胸《むね》、性器《せいき》などのパーツがあります。どれも大切なからだの一部《いちぶ》です。

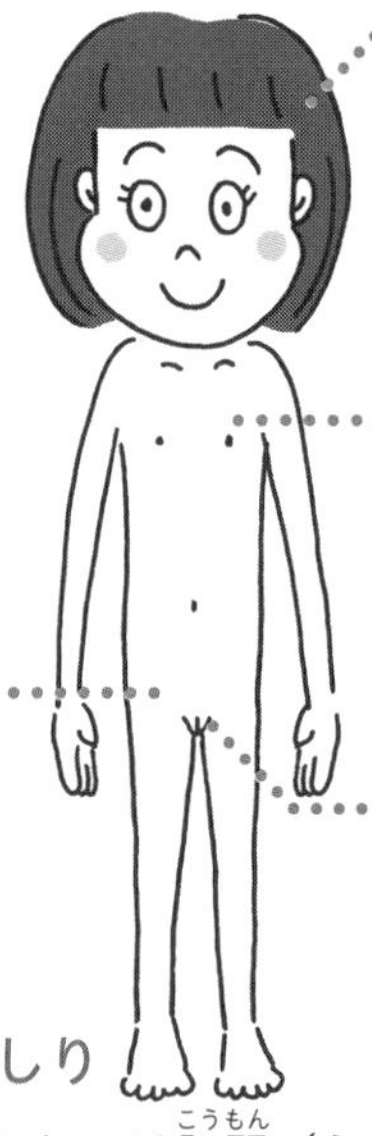

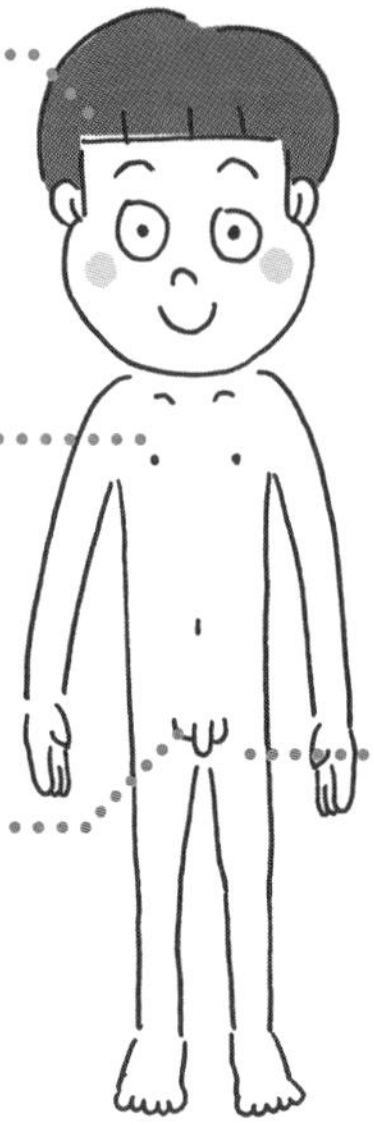

頭や顔

顔には、目、鼻《はな》、口、耳などがあります。

胸《むね》・乳首《ちくび》

女の子の胸《むね》は、10歳《さい》くらいからふくらんできます（→ P.24）。

性器《せいき》

男の子にはペニスが、女の子にはバルバがあります。性器《せいき》のつくりは男女でちがいます。色やかたちも人それぞれです。

おしり

おしりには肛門《こうもん》（うんちが出るあな）があります。

男女で大きくちがうのは性器《せいき》

頭や手足、そして心臓《しんぞう》や胃腸《いちょう》などの内臓《ないぞう》。子どものときは、からだのほとんどのパーツが性別《せいべつ》にかかわらず同じです。性別《せいべつ》によって大きくちがうのは「性器《せいき》」だけです。

性器《せいき》には、おなかの少し下あたりのからだの中にある「内性器《ないせいき》」とからだの外に出ていて実際《じっさい》にふれることができる「外性器《がいせいき》」があります。男の子のペニス（おちんちん）や女の子のバルバ（おちょんちょん）は「外性器《がいせいき》」です。男女どちらの性器《せいき》にも赤ちゃんをつくるという役割《やくわり》があります。からだのパーツはどれも大切ですが、性器《せいき》は特《とく》に大切なところと言えます。

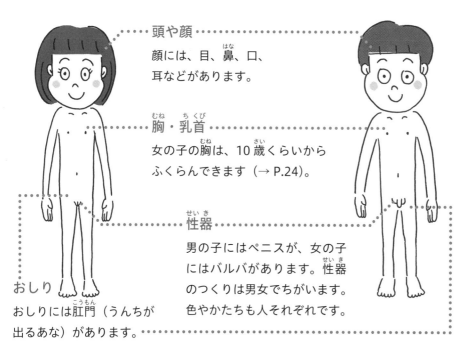

男性《だんせい》か女性《じょせい》か、どうしてわかる？

人は生まれてきたときに、性器《せいき》のかたちから、男性《だんせい》か女性《じょせい》かを判断《はんだん》されます。心は男性《だんせい》か女性《じょせい》かわからないうちに、見た目だけで性《せい》を判断《はんだん》されるのは、性《せい》を「割《わ》り当《あ》てられる」ようなものです。

生まれたときに
ペニス（おちんちん）を
持《も》つ人

男性《だんせい》を割《わ》り当《あ》てられている

▶ 男性《だんせい》のからだを持《も》っているということです。成長《せいちょう》すると、からだががっしりしてきます。

生まれたときに
バルバ（おちょんちょん）
を持《も》つ人

女性《じょせい》を割《わ》り当《あ》てられている

▶ 女性《じょせい》のからだを持《も》っているということです。成長《せいちょう》すると、胸《むね》がふくらんで、からだがふっくらしてきます。

割《わ》り当《あ》てられた性《せい》と心の性《せい》は同じとはかぎらない

この本でからだの説明《せつめい》をするときは、「男性《だんせい》（男の子）のからだ」「女性《じょせい》（女の子）のからだ」と書きますが、「男性《だんせい》（男の子）のからだ」を持《も》っていても男性《だんせい》とは限《かぎ》りませんし、「女性《じょせい》（女の子）のからだ」を持《も》っていても女性《じょせい》とは限《かぎ》りません（→ P.44）。また、生まれながらに持《も》っている性器《せいき》のかたちもさまざまです。P.16、P.22 のような性器《せいき》をもつ人ばかりではありません。

大人の方へ

「女の子には性器（おちんちん）がない」と言わないで！

男女の性器のちがいについて説明するときに、「女の子にはおちんちんがありません」と言ってしまうことがあります。これでは、女の子に性器はないと認識させてしまいます。存在しないと認識したものを大切にすることはできませんから、「女の子にはバルバがあります」などと、性器の存在をきちんと説明しましょう。幼児語を使った方が理解しやすいときは、女の子の性器を示す言葉である「おちょんちょん」を使いましょう。

筋肉《きんにく》がつく、体毛が濃《こ》くなる

男性《だんせい》の二次性徴《にじせいちょう》

思春期《ししゅんき》に起《お》こるからだの変化《へんか》を「二次性徴《にじせいちょう》」といいます。男性《だんせい》は、からだに筋肉《きんにく》がつき、体毛が濃《こ》くなります。

脳《のう》がからだに合図を送《おく》る

脳《のう》がからだに「男性《だんせい》ホルモンを出せ」と、合図を送《おく》ります。男性《だんせい》ホルモンがからだにはたらきかけて、おとなのからだをつくります。

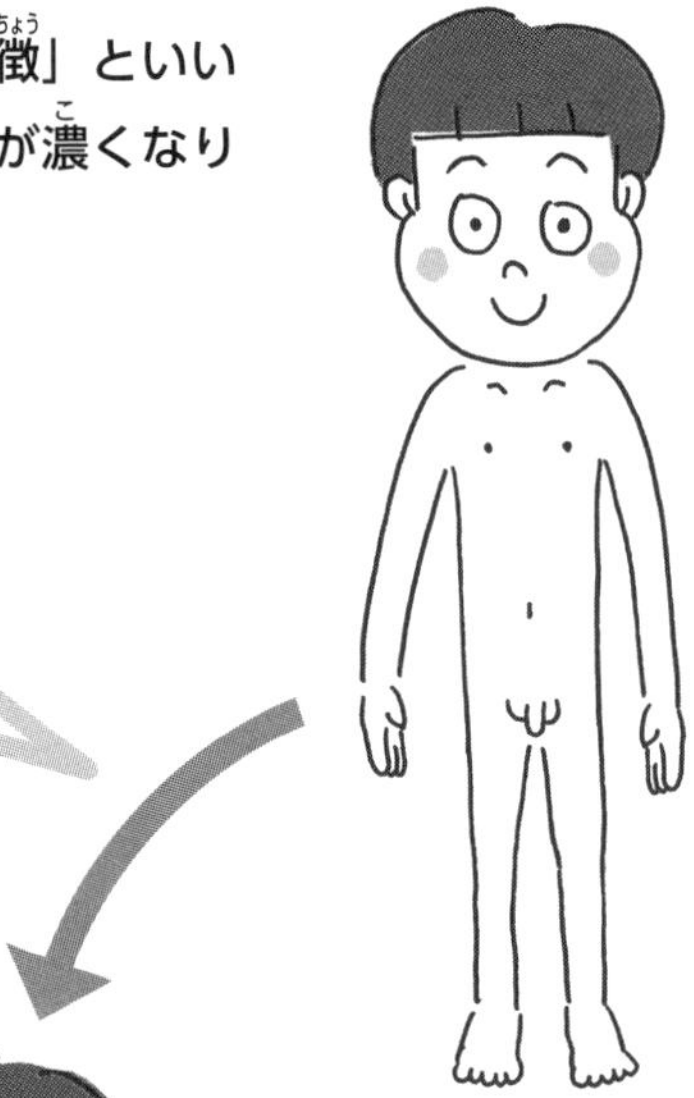

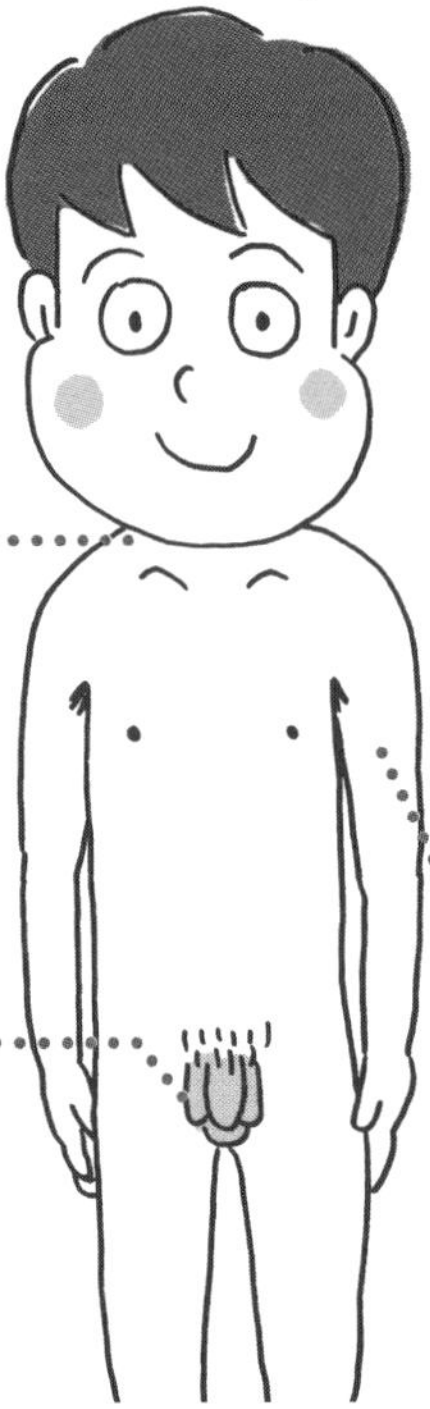

のどぼとけが出て、声が低《ひく》くなる

のどの器官《きかん》が成長《せいちょう》し、のどぼとけが目立つようになります。声《こえ》変《が》わりがあり、だんだん低《ひく》い声へと変《か》わります。

わきや口元、性器《せいき》にも毛が生える

毛が生える時期《じき》や、毛の濃《こ》さは人によってちがいます。

性器《せいき》が大きくなる

まず精巣《せいそう》が大きくなり、そのあとペニスも大きくなってきます。ぼっ起《き》や射精《しゃせい》も経験《けいけん》します。

筋肉《きんにく》がついてくる

からだ全体《ぜんたい》が、がっしりしてきます。胸《むね》がふくらむことがありますが、心《しん》配《ぱい》はいりません。

からだの変化《へんか》には個人差《こじんさ》がある

思春期《ししゅんき》に起《お》こるからだの変化《へんか》は、おとなへの第一歩《だいいっぽ》です。おとなはみんな経験《けいけん》していることで、はずかしいことでも、いやらしいことでもありません。

また、変化《へんか》のしかたは個人差《こじんさ》があり、見た目ががらっと変《か》わる人もいれば、あまり変《か》わらない人もいます。また、成長《せいちょう》のスピードがはやい人も、遅《おそ》い人もいます。

性器《せいき》にも変化《へんか》がある

ペニスにさわったりするとペニスがぼっ起《き》します。ぼっ起《き》は、朝起《お》きたときなど、自分の気持《きも》ちと関係《かんけい》なく起《お》こることもあります。

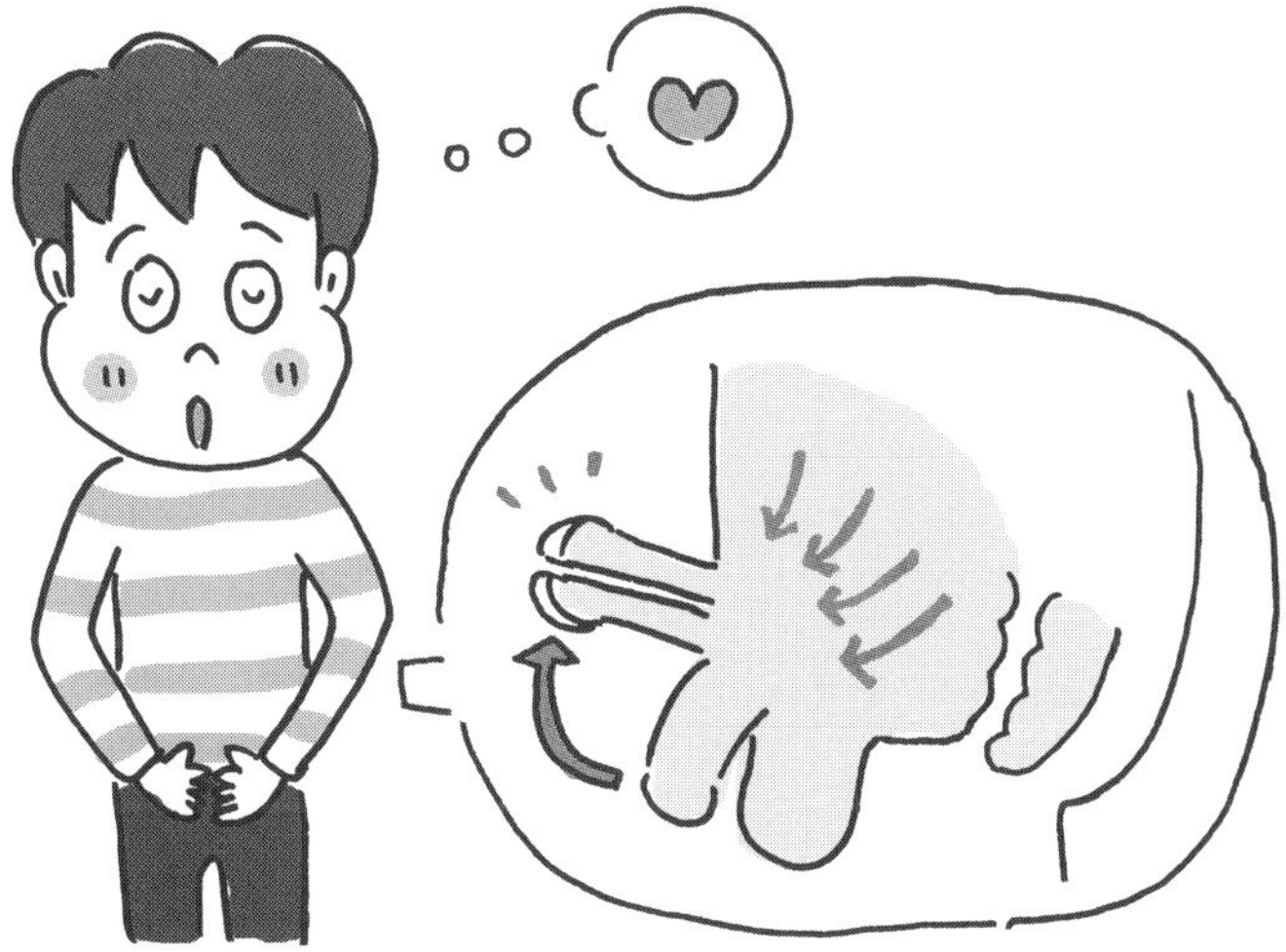

ペニスに刺激《しげき》があると、たくさんの血液《けつえき》が流《なが》れこみ、いつもより太く、長く、かたくなり、上向《うわむ》きになります。

ぼっ起《き》したペニスにさらに刺激《しげき》が加わると

● 射精《しゃせい》が起《お》こる

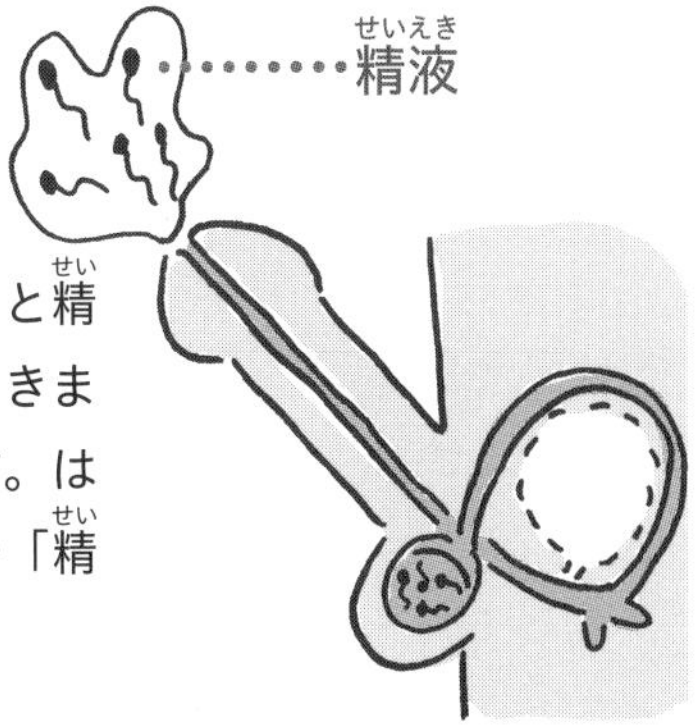

さらにペニスが刺激《しげき》されると精液《せいえき》がペニスの先端《せんたん》から出てきます。これを射精《しゃせい》といいます。はじめて射精《しゃせい》が起《お》こることを「精通《せいつう》」といいます。

大人の方へ

ぼっ起や射精については早いうちに教えたい

からだの成長を受けいれられるよう、二次性徴について事前に伝えておきます。この本をいっしょに読むだけでもよいでしょう。

男性《だんせい》の性器《せいき》はどうなっているの？

男性《だんせい》の性器《せいき》のしくみ

性器《せいき》は外性器《がいせいき》（目で見てわかる性器《せいき》）と内性器《ないせいき》（からだの中にある性器《せいき》）があります。男性《だんせい》の外性器《がいせいき》はペニス（おちんちん）です。

外性器《がいせいき》

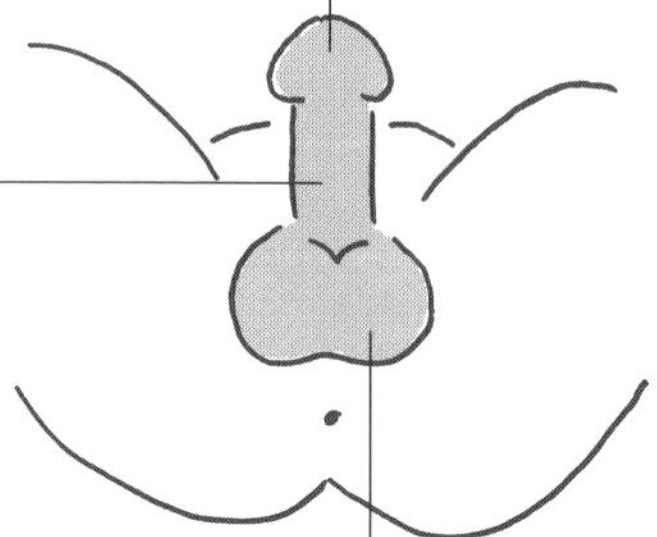

ペニス（おちんちん）

細長いところ。ペニスの先から、おしっこや精液《せいえき》（赤ちゃんのもとになる精子《せいし》をふくんだねばりけのある液体《えきたい》）が出る。

亀頭《きとう》

ペニスの先の、われている部分《ぶぶん》。亀頭《きとう》の真ん中におしっこや精液《せいえき》が出るあながある。

陰《いん》のう

ペニスの下にあるふくろのこと。この中に左右２つの精巣《せいそう》がある。

内性器《ないせいき》

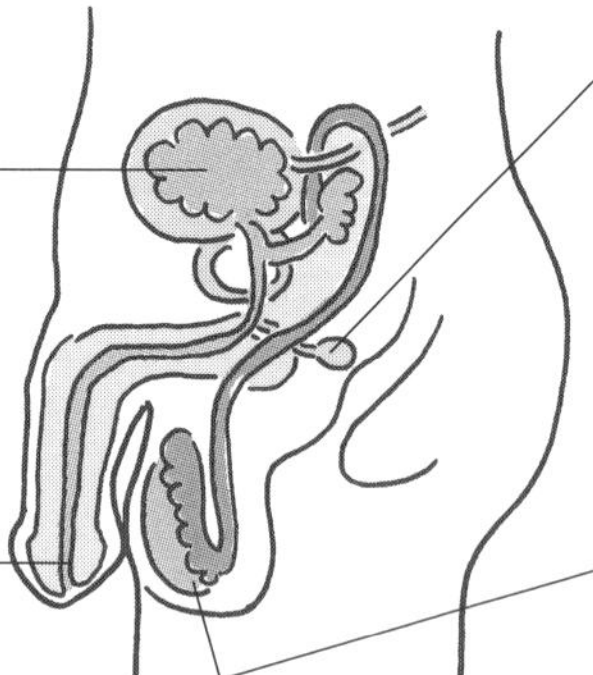

ぼうこう

おしっこをためておくところ。

尿道《にょうどう》

おしっこと精液《せいえき》の通《とお》り道《みち》。

カウパー腺《せん》

精液《せいえき》が出る前に、カウパー腺液《せんえき》を出して、尿道《にょうどう》をきれいにする。

精巣《せいそう》

陰《いん》のうの中に、左右ひとつずつある。精子《せいし》はここでつくられ、精液《せいえき》として外に出ていく。

男性《だんせい》の性器《せいき》の悩《なや》み

ペニスの大きさや色は人によってちがいます。人それぞれなので人とちがっても気にする必要《ひつよう》はありません。

● ペニスが小さい

➡ 小さいからダメ、大きいからいいということはありません。

● ペニスの色がへん

➡ 肌《はだ》の色と同じで、ペニスの色は個《こ》人差《じんさ》があります。人によって、茶色っぽかったり、赤っぽかったりしますが、心配《しんぱい》はいりません。

● ペニスの先に皮《かわ》がかぶっている

➡ 亀頭《きとう》に皮《かわ》がかぶっていることを「包《ほう》けい」といいます。日本人の男性《だんせい》はほとんどの人が包《ほう》けいです。「包《ほう》けい」には2種類《しゅるい》あります。

手で皮《かわ》がむけない →

真性包《しんせいほう》けい

ペニスの先に皮《かわ》がかぶっていて、根元《ねもと》に皮《かわ》をよせようとしても亀頭《きとう》が出てこない。おとなになってもこのままなら、医師《いし》に相談《そうだん》する。

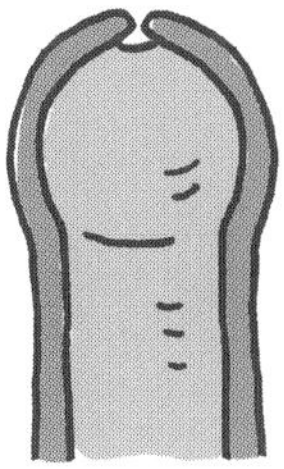

↓ 手で皮《かわ》がむける

仮性包《かせいほう》けい

ペニスの先に皮《かわ》がかぶっているが、根元《ねもと》に皮《かわ》をよせることができる。手術《しゅじゅつ》をすすめる広告《こうこく》などもあるが、仮性包《かせいほう》けいなら手術《しゅじゅつ》は必要《ひつよう》ない。

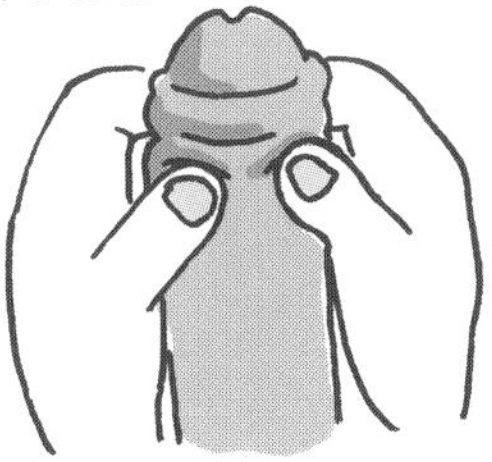

「いい性器《せいき》」「悪《わる》い性器《せいき》」はない

男性《だんせい》の性器《せいき》は、赤ちゃんのもとになる精子《せいし》をつくって出すことがいちばんの役割《やくわり》です。

外性器《がいせいき》のなかでもおちんちんが目立ちますが、大きさやかたちに、よしあしはありません。人それぞれからだのつくりがちがうように、性器《せいき》だってちがいます。人と比《くら》べるのではなく、自分の性器《せいき》を大切にしましょう。

おねしょ？パンツについたものの正体

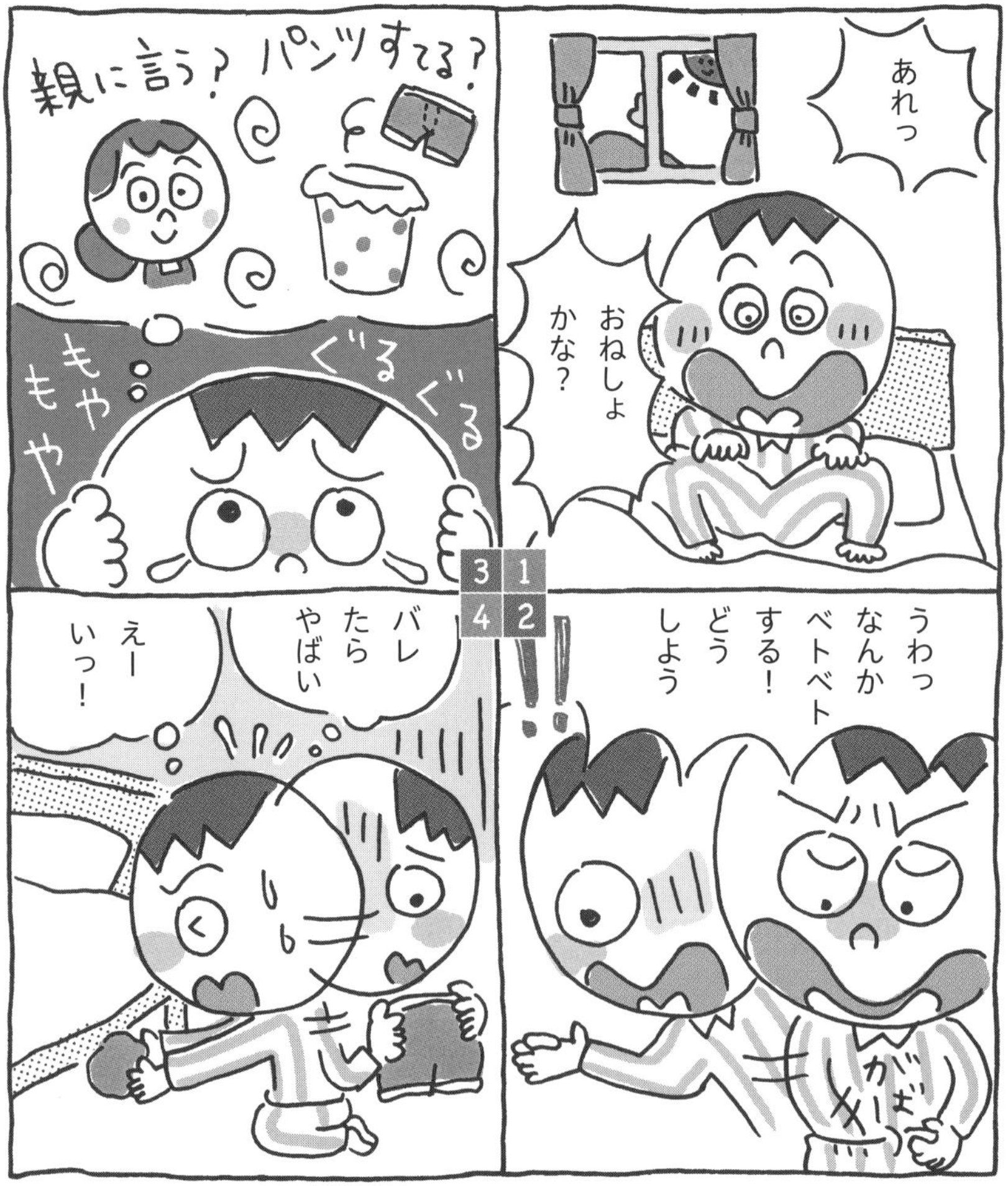
あれっ
おねしょかな？
!!
うわっ なんかベトベトする！ どうしよう
親に言う？ パンツすてる？
もやもや
ぐるぐる
バレたらやばい
えーいっ！

この人には、“夢精《むせい》”が起《お》こったんだね

パンツについた白いものは、おしっこではなく、精液《せいえき》です。ペニスの先から精液《せいえき》が出ることを射精《しゃせい》といい、寝《ね》ている間に射精《しゃせい》していることもあります。これを「夢精《むせい》」といって、精通《せいつう》のある男性《だんせい》なら、だれにでも起《お》こる可能性《かのうせい》があります。

精液《せいえき》のついたパンツは自分で洗《あら》おう

夢精《むせい》は、からだがおとなになった証拠《しょうこ》で、はずかしいことや悪《わる》いことではありません。自分で後しまつをしておきましょう。

1 パンツをはきかえる

精液《せいえき》がついてしまったパンツを脱《ぬ》いで、新しいきれいなパンツにはきかえましょう。

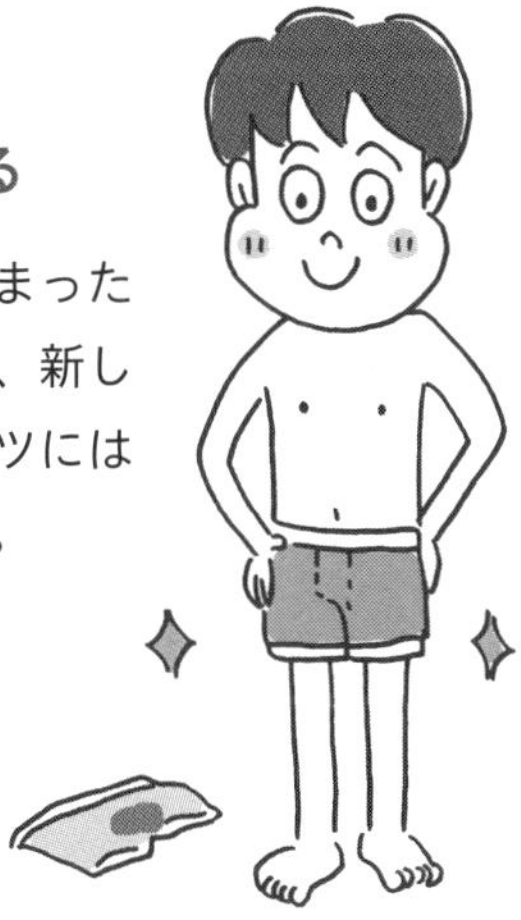

2 パンツを水で洗《あら》う

精液《せいえき》がついたパンツを、水で洗《あら》います。精液《せいえき》がとれて、ベタベタしなくなったら、パンツをよくしぼります。

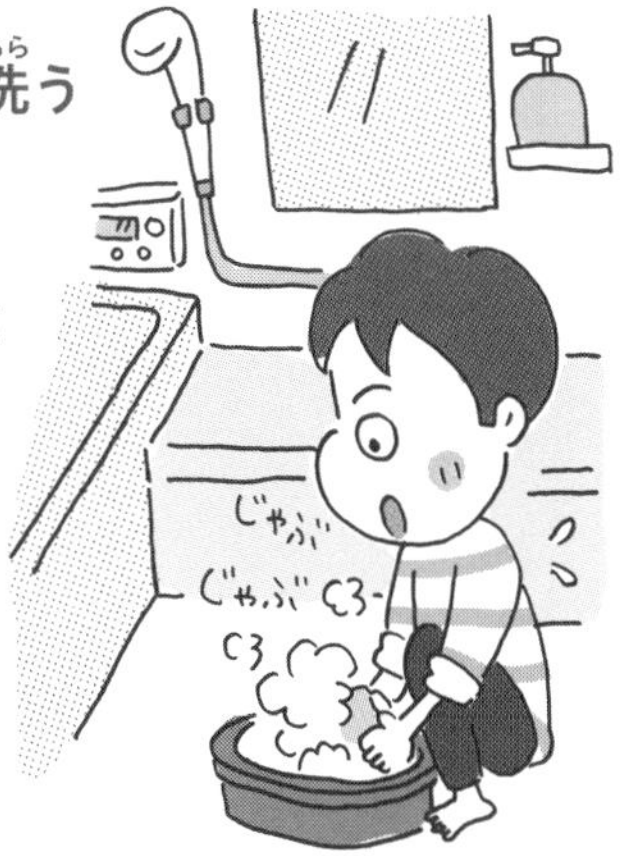

3 パンツを洗《せん》たくきや洗《せん》たくかごに入れる

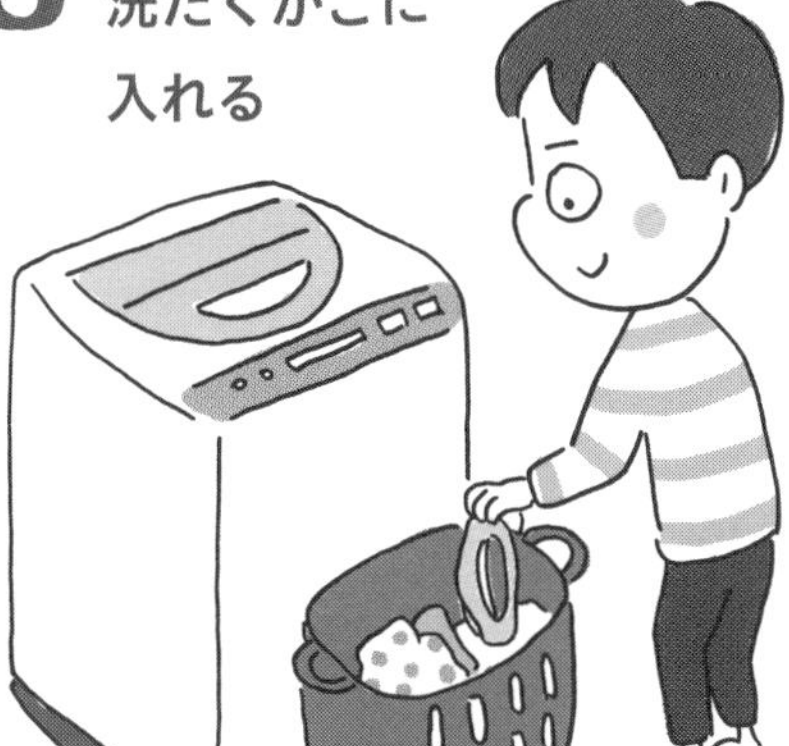

水洗《みずあら》いしてしぼったパンツは、ほかの洗《せん》たくものといっしょに洗《あら》えます。洋服《ようふく》と同じように、洗《せん》たくします。

夢精《むせい》は、おねしょじゃない

ある朝突然《とつぜん》、夢精《むせい》を経験《けいけん》すると「おねしょをしちゃった」とパニックになるかもしれません。

夢精《むせい》はおとなのからだになった証拠《しょうこ》。精液《せいえき》が出るときは尿《にょう》が混《ま》ざらないしくみになっているのでおねしょとはちがいます。おとなになったことを受《う》けいれて、パンツを洗《あら》うなど、きちんと後《あと》しまつができることが大事《だいじ》です。

胸《むね》がふくらむ、月経《げっけい》（生理《せいり》）がはじまる

女性《じょせい》の二次性徴《にじせいちょう》

男性《だんせい》の二次性徴《にじせいちょう》（→P.16）と同じで、思春期《ししゅんき》になると女性《じょせい》ホルモンがはたらきかけて、おとなの女性《じょせい》のからだへと変化《へんか》していきます。

脳《のう》がからだに合図《あいず》を送《おく》る

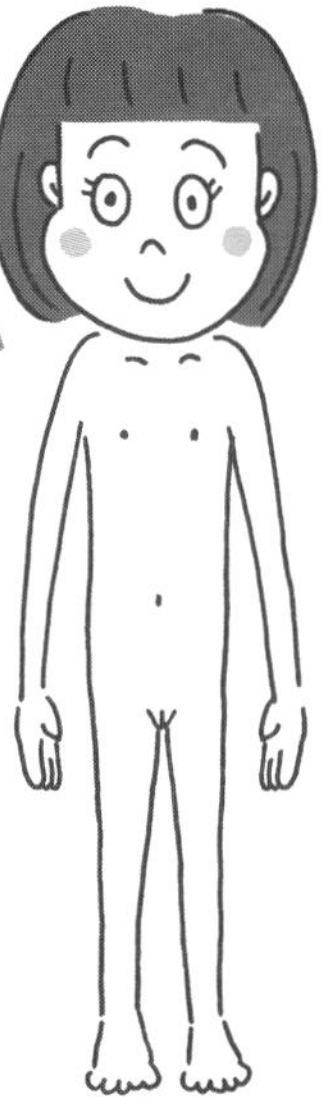

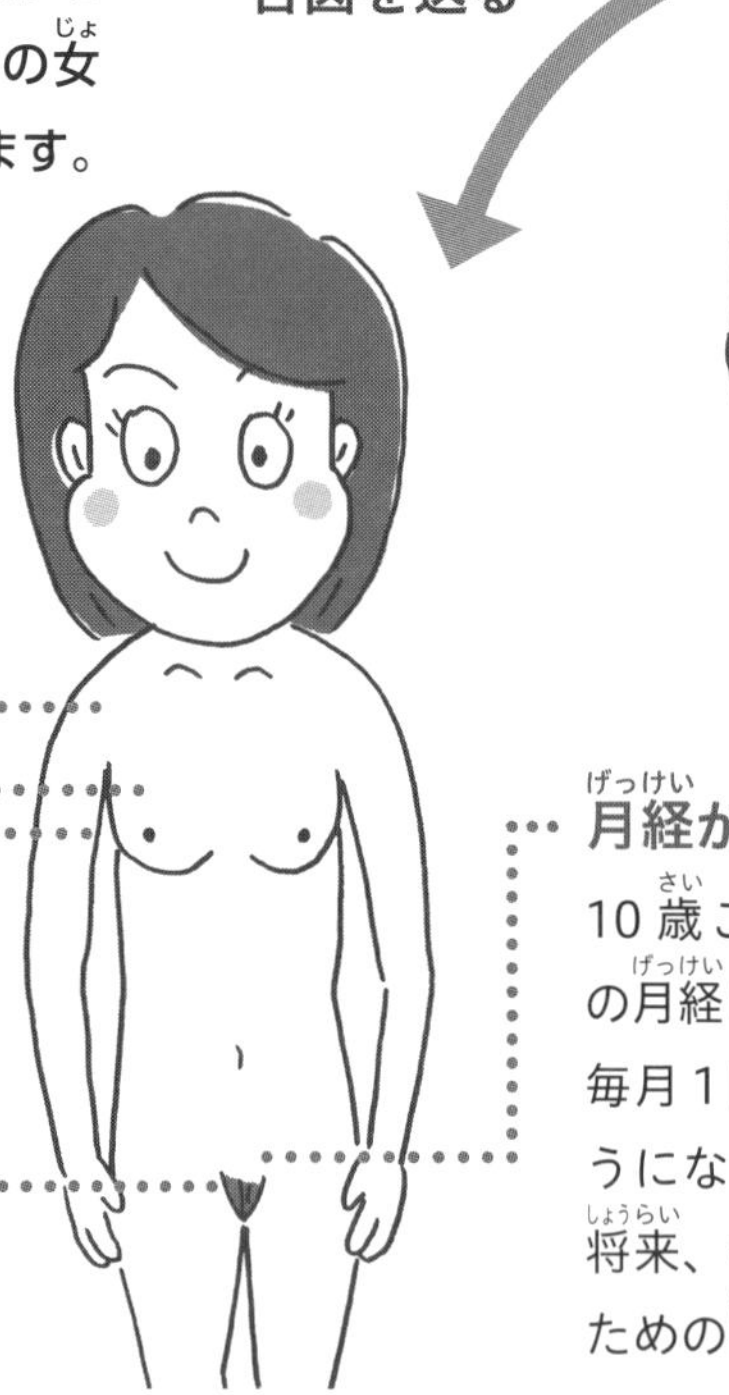

丸みをおびたからだつきになる

胸《むね》がふくらむ

胸《むね》の大きさには個人差《こじんさ》があります。必要《ひつよう》であればブラジャーをつけます。

わきや性器《せいき》に毛が生える

毛が生える時期《じき》や、毛の濃《こ》さは人によってちがいます。

月経《げっけい》がはじまる

10歳《さい》ごろ、はじめての月経《げっけい》（初経《しょけい》）をむかえ、毎月1回月経《げっけい》がくるようになります。月経《げっけい》は将来《しょうらい》、赤ちゃんを産《う》むための準備《じゅんび》です。

成長《せいちょう》のスピードは人それぞれ

思春期《ししゅんき》になると、おとなの女性《じょせい》のからだへと変化《へんか》していきます。胸《むね》が大きくなる人、小さいままの人など、からだの変化《へんか》の現《あらわ》れ方《かた》や成長《せいちょう》のスピードは人によってちがいます。人と比《くら》べる必要《ひつよう》はありません。

排卵《はいらん》と月経《げっけい》は赤ちゃんをつくる準備《じゅんび》

卵巣《らんそう》から女性《じょせい》ホルモンが活発《かっぱつ》に出るようになると、月経《げっけい》がはじまります。月経《げっけい》は、「赤ちゃんを産《う》めるからだ」になったことの証《あかし》です。

1 卵巣《らんそう》で卵子《らんし》が成長《せいちょう》する

ほぼ1ヵ月に1個《こ》、卵巣《らんそう》で新しい命《いのち》のもとになる卵子《らんし》が成長《せいちょう》します。

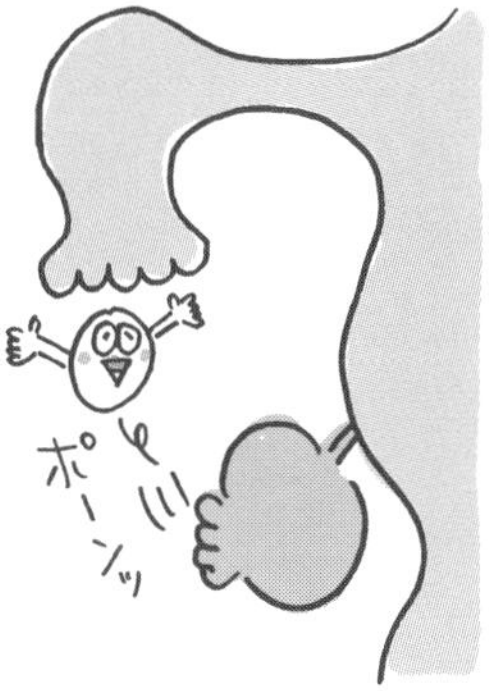

2 卵子《らんし》が卵管《らんかん》へ移動《いどう》する

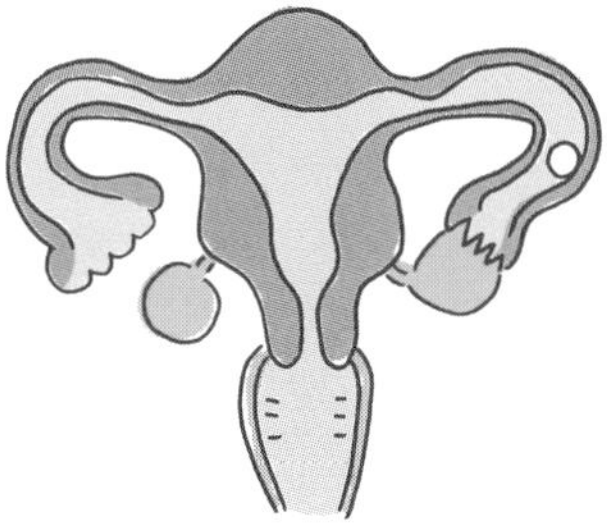

成長《せいちょう》した卵子《らんし》が卵巣《らんそう》から飛《と》び出《だ》します。これを「排卵《はいらん》」といいます。卵子《らんし》は卵管《らんかん》を通って、子《し》宮《きゅう》へと運《はこ》ばれます。

3 子宮《しきゅう》の内側《うちがわ》の膜《まく》が厚《あつ》くなる

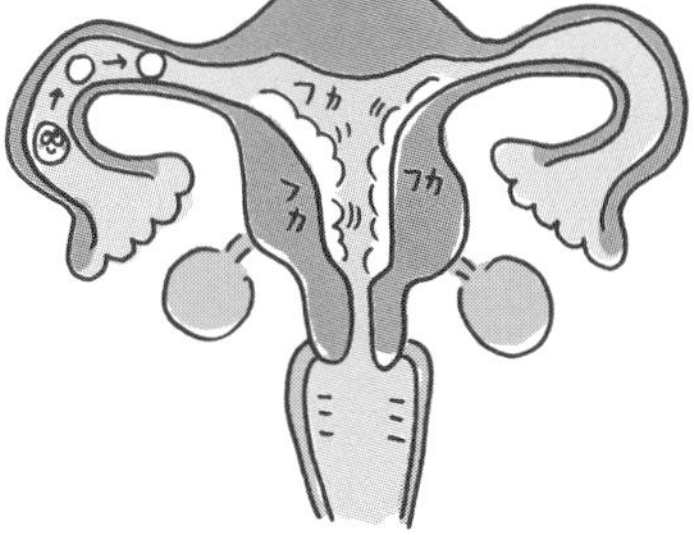

受精卵《じゅせいらん》（精子《せいし》と卵子《らんし》が合《がっ》体《たい》した赤ちゃんのもと）をむかえるために、子宮《しきゅう》の内側《うちがわ》の膜《まく》はふかふかに厚《あつ》くなります。

4 受精《じゅせい》しなければ、子宮《しきゅう》の内側《うちがわ》の膜《まく》がはがれてからだの外へ

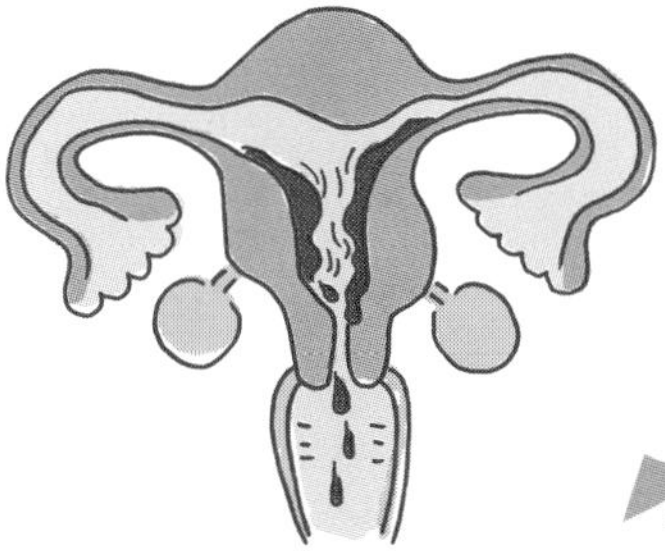

受精卵《じゅせいらん》ができなかった場合、不要《ふよう》になった子宮《しきゅう》の膜《まく》ははがれおちて、血液《けつえき》といっしょにちつからからだの外に出されます。これが月経《げっけい》です。

1～4が
ほぼ毎月1回
起《お》こる

女性《じょせい》の性器《せいき》はどうなっているの？

女性《じょせい》の性器《せいき》のしくみ

女性《じょせい》の性器《せいき》にも、男性《だんせい》と同じで「外性器《がいせいき》」と「内《ない》性器《せいき》」があります。外性器《がいせいき》を「バルバ」といいます。

外性器《がいせいき》

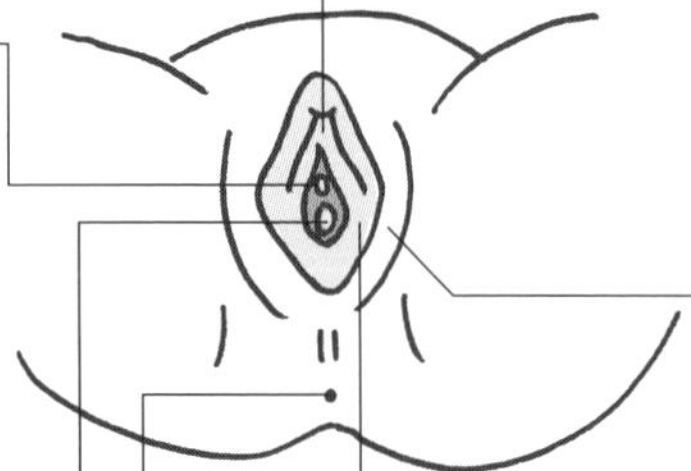

おしっこのあな（尿道口《にょうどうこう》）
おしっこが出てくるあな。

クリトリス
男性《だんせい》のペニスにあたる器官《きかん》。外からみえるのは先の部分《ぶぶん》。

大陰《だいいん》しん
クリトリスや小陰《しょういん》しんをおおっている。

ちつ口《こう》
ワギナ（ちつ）の出入り口。

肛門《こうもん》
うんちが出てくるあな。

小陰《しょういん》しん
おしっこのあなやちつ口のまわりにあるひだのこと。

内性器《ないせいき》

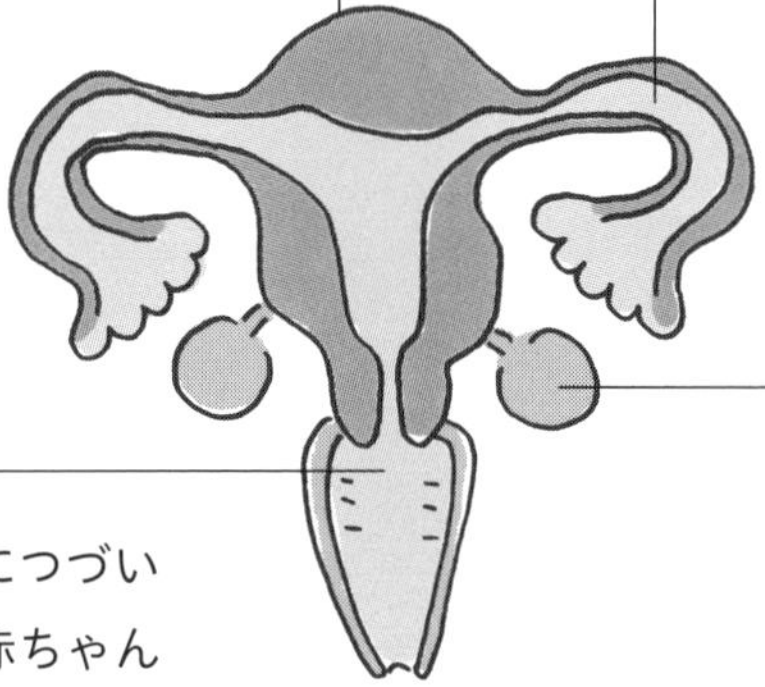

子宮《しきゅう》
赤ちゃんを育《そだ》てる部屋《へや》のこと。たまごくらいの大きさで、女性の腰《こし》の少し下あたりにある。

卵管《らんかん》
卵巣《らんそう》から出た卵子《らんし》を受《う》けとめ、子宮《しきゅう》へと運《はこ》ぶ。卵子《らんし》の通《とお》り道《みち》のこと。

卵巣《らんそう》
赤ちゃんのもとになる卵子《らんし》がつくられる場所《ばしょ》。子宮《しきゅう》の左右にひとつずつある。

ワギナ（ちつ）
子宮《しきゅう》からからだの外につづいている。月経《げっけい》の血《ち》や赤ちゃんは、ここを通って出てくる。

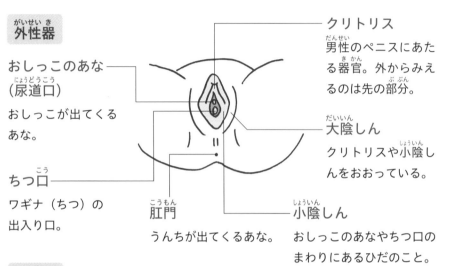

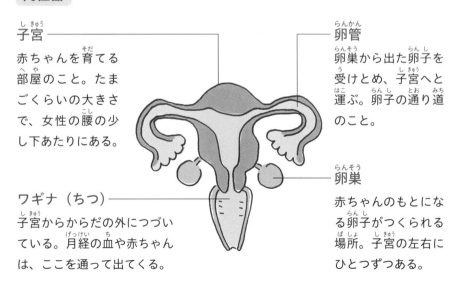

性器《せいき》の色やかたちは人それぞれ

女性《じょせい》の性器《せいき》は、赤ちゃんのもとになる卵子《らんし》をつくって出すことと、生まれるまで子宮《しきゅう》の中で育《そだ》てることが大切な役割《やくわり》です。

性器《せいき》の色やかたちは人によってさまざまです。インターネット上などには、性器《せいき》の色やかたちについていろいろなうわさがたっていますが、ほとんどがまちがいで、気にすることではありません。

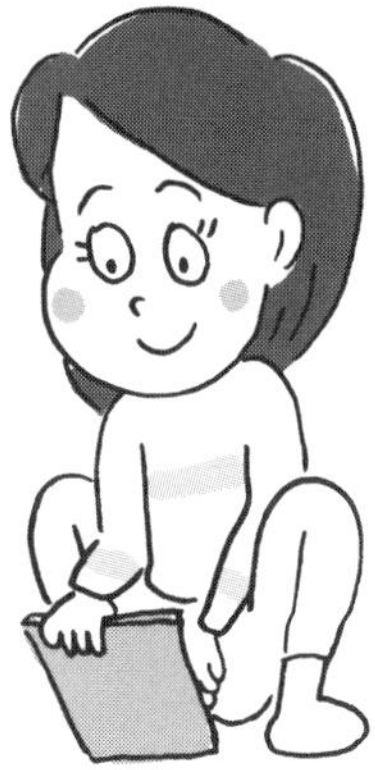

外性器《がいせいき》の見方

女性《じょせい》の性器《せいき》は外からは見えにくいので、お風呂《ふろ》に入ったときなどに、またをひらいて鏡《かがみ》で見てみましょう。

女性《じょせい》の性器《せいき》の悩《なや》み

女性《じょせい》の性器《せいき》の色やかたちは、人それぞれちがいがあります。性器《せいき》の色は、肌《はだ》の色よりも暗《くら》めで、赤っぽかったり、茶色っぽかったりします。

● ひだの色が、茶色っぽい

➡ 赤っぽかったり、茶色っぽかったりしますが、どれも自然《しぜん》な色でへんではありません。

● 性器《せいき》からにおいがする

➡ 少しすっぱいようなにおいは、性器《せいき》が持《も》つ自然《しぜん》なにおいです。おしっこのようなツンとするにおいがするときは、お手入れを見《み》直《なお》してみましょう（→ P.34）。

● ひだの大きさが左右でちがう

➡ ひだの大きさは生まれつきのものなので、左右でちがったりすることがあります。病気《びょうき》などではないので心配《しんぱい》はいりません。

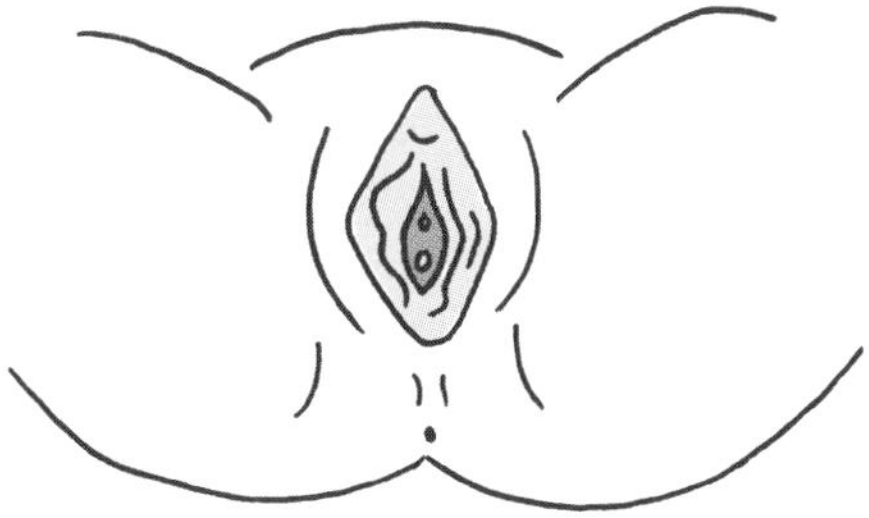

月経《げっけい》がきたら、どうしよう？

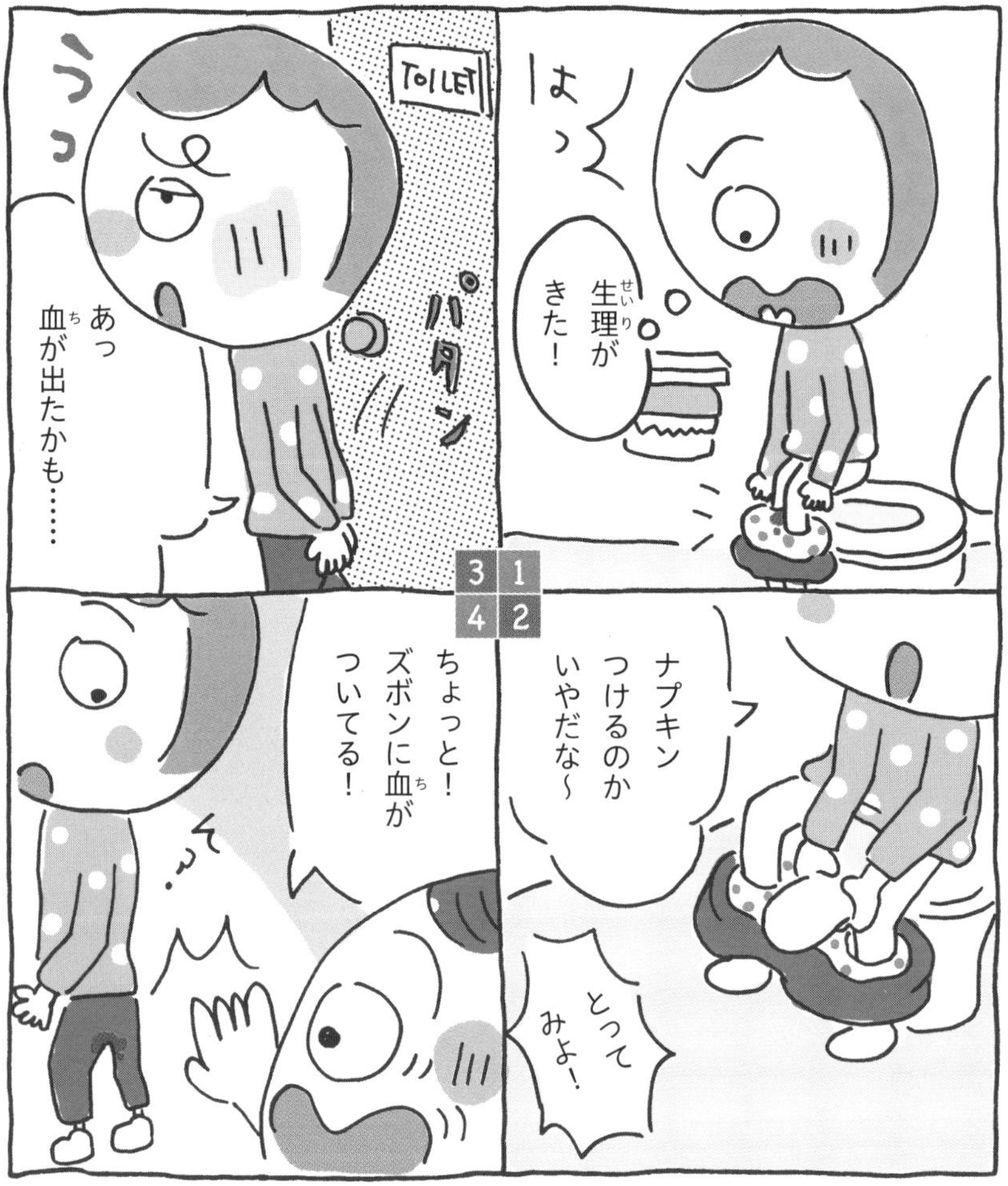
はっ
生理《せいり》がきた！
ナプキンつけるのかいやだな～
とってみよ！
うっ
TOILET
パタン
あっ血《ち》が出たかも……
ちょっと！ズボンに血《ち》がついてる！

あせらず、おちついて

月経《げっけい》は、血《ち》が出るとわかっていてもパニックになってしまうかもしれません。パンツに血《ち》がつかないように、生理用《せいりよう》品《ひん》で手当てをしましょう。生《せい》理用品《りようひん》が合わないときは、信《しん》頼《らい》できるおとなに相談《そうだん》しましょう。

ナプキンのつけ方を覚《おぼ》えておこう

月経《げっけい》の手当てでもっとも一般的《いっぱんてき》なのは、ナプキンを使《つか》う方《ほう》法《ほう》。ナプキンは１日に何枚《なんまい》かとりかえます。

1 ナプキンを用意《ようい》する

ポーチやポケットにナプキンを入れて、トイレに持《も》っていきます。トイレの中で、ナプキンの包《つつ》みをそっと開《あ》けて準備《じゅんび》します。

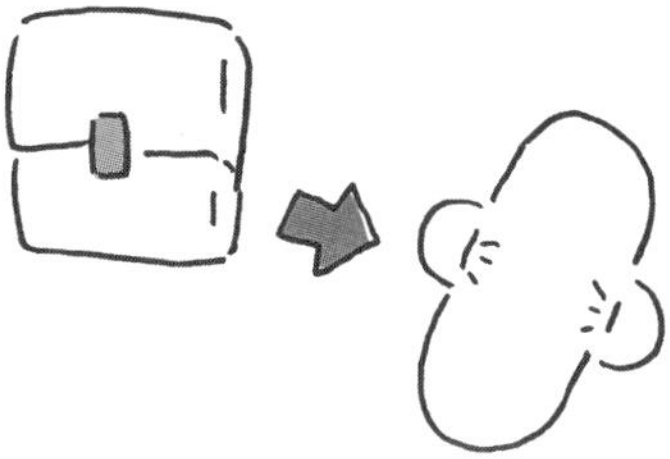

2 パンツにナプキンをつける

ナプキンを広げ、パンツのまたの部分《ぶぶん》にしっかりと当て、パンツをはきます。ワギナにナプキンがきちんと当たっているか確認《かくにん》しましょう。

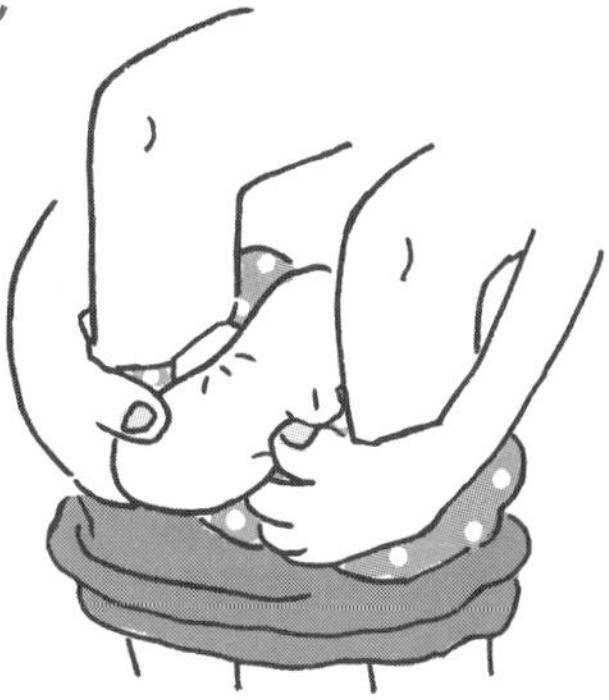

3 月経《げっけい》の血《ち》がナプキンに広がってきたら、とりかえる

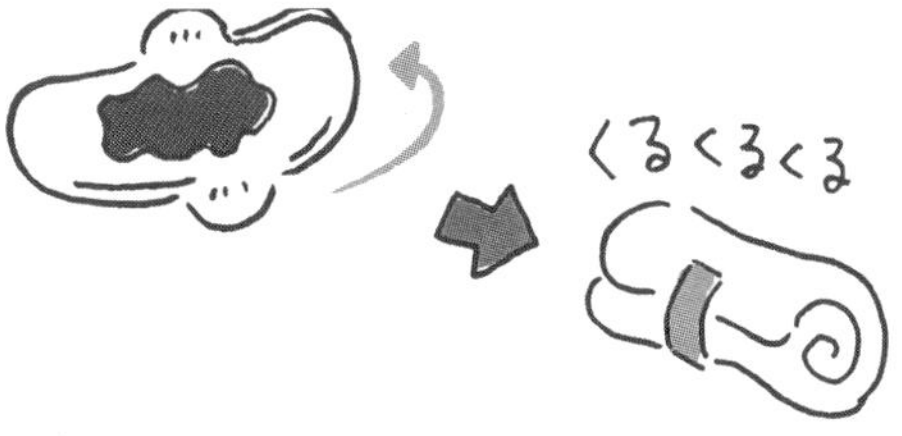

月経《げっけい》の血《ち》がナプキンに広がってきたら、ナプキンをかえます。
使《つか》ったナプキンは、血《ち》のついた部分《ぶぶん》を内側《うちがわ》にして丸めてトイレットペーパーなどで包《つつ》み、トイレにあるサニタリーボックスに捨《す》てます。

月経《げっけい》がくるタイミングは人それぞれ

月経《げっけい》は10歳《さい》をすぎたころ、ある日、突然《とつぜん》はじまります。月経《げっけい》がくるタイミングは、人によってさまざまです。

いざ月経《げっけい》がきたときは、怖《こわ》い気《き》持《も》ちになるかもしれません。わからないこと、不安《ふあん》なことは信頼《しんらい》できるおとなに聞いて、月経《げっけい》の準備《じゅんび》をしておきましょう。

ナプキンだけじゃない！月経《げっけい》がきたときに使《つか》うもの

ナプキン、タンポン、どれを選《えら》ぶ？

生理用品《せいりようひん》にはいろいろな種類《しゅるい》があります。自分の使《つか》いやすいものを選《えら》びましょう。

ナプキン

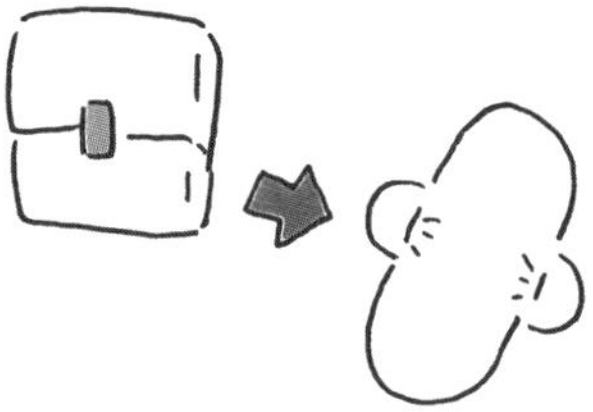

紙でできているものや布《ぬの》でできているものがあります。下着《したぎ》からずれにくいはねつきタイプや、昼《ひる》用・夜《よる》用など種類《しゅるい》がいろいろあります。

使《つか》い方《かた》（→ P.27）

- パンツにつけて使《つか》う
- 数時間おきにとりかえる

特徴《とくちょう》

- とりかえがかんたん
- 種類《しゅるい》がたくさんある
- 水泳《すいえい》のときは使《つか》えない

ナプキンが不要《ふよう》な「吸水《きゅうすい》ショーツ」や「月経《げっけい》カップ」などもあります。状況《じょうきょう》に応《おう》じてぴったりなものを選《えら》びましょう。

タンポン

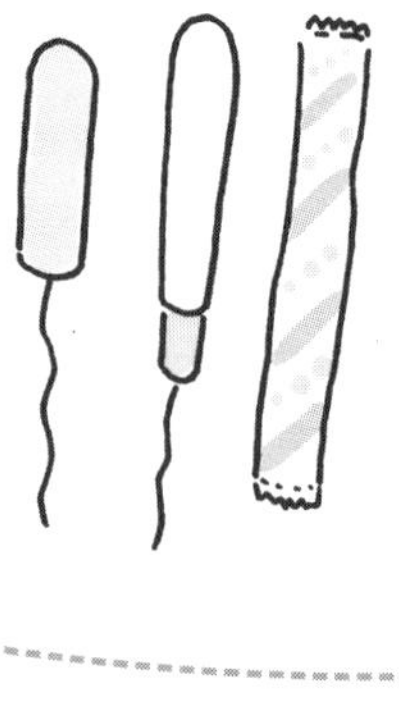

ちつの中に入れて血液《けつえき》を吸収《きゅうしゅう》するものです。自分で入れられる人なら使《つか》えます。

使《つか》い方《かた》

- ふくろを開《あ》けて、スポンジ部《ぶ》分《ぶん》をちつの中に入れる。とるときは、ひもをひっぱる

特徴《とくちょう》

- 水の中でも使《つか》える
- 8時間以内《いない》にとりかえる

合わせて準備《じゅんび》しておきたいもの

月経《げっけい》になってもあわてないように、ナプキンといっしょに以下《いか》のものを準備《じゅんび》しておくと便利《べんり》です。

月経用《げっけいよう》パンツ

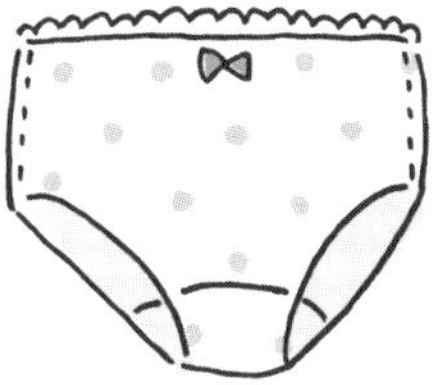

月経《げっけい》の日、ふつうのパンツの代《か》わりにはきます。ナプキンがずれにくく、血液《けつえき》がもれにくい素材《そざい》でできています。

ポーチ

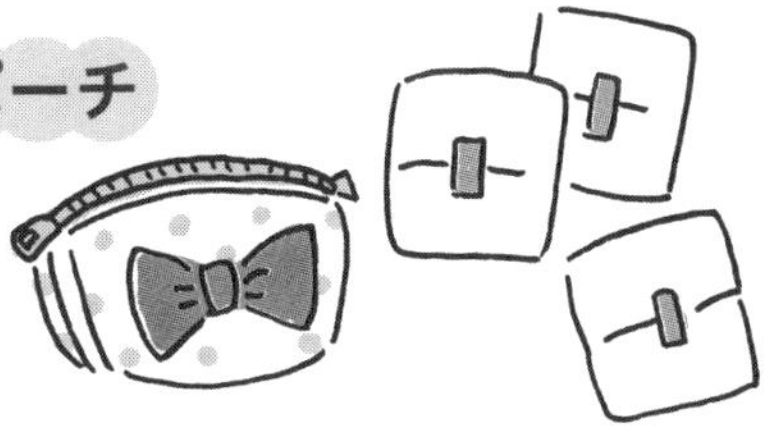

ナプキンやタンポンなどを入れ、学校や外出するときに持《も》っていきます。ナプキンなら３～４枚《まい》入れておくとよいでしょう。

おりものシート

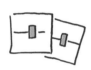

月経《げっけい》の日以外《いがい》に、ちつから透明《とうめい》や白い液体《えきたい》(おりもの)が出ることがあります。シートをパンツにはれば、おりものがつきません。

月経痛《げっけいつう》のくすり（鎮痛薬《ちんつうやく》）

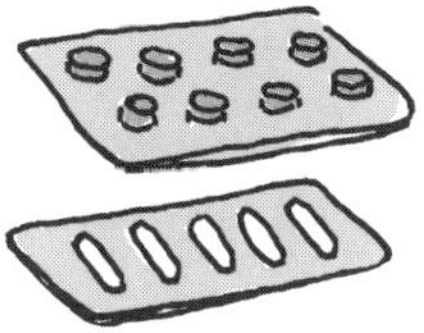

月経中《げっけいちゅう》に、おなかや腰《こし》が痛《いた》くなることを「月経痛《げっけいつう》」といいます。痛《いた》みがつらいときは痛《いた》み止《ど》めをのみます。

月経中《げっけいちゅう》の過《す》ごし方《かた》には個人差《こじんさ》がある

月経《げっけい》がくるということは、健康《けんこう》な証拠《しょうこ》です。生理用品《せいりようひん》を使《つか》えば、月経中《げっけいちゅう》でもふつうに生活《せいかつ》できます。

でも、月経中《げっけいちゅう》おなかや腰《こし》が痛《いた》くなる人もいます。そんなときは、鎮痛薬《ちんつうやく》をのんだり、ベッドに横《よこ》になって休んでかまいません。月経《げっけい》で具合《ぐあい》が悪《わる》いときは、がまんせず、からだを休めましょう。

大人の方へ

鎮痛薬はのませてかまわない

月経痛の薬は基本的にのませてかまいません。小学生から高校生を対象にした月経痛の薬もあります。

重い月経痛の場合は、一度産婦人科を受診するのも手です。

月経《げっけい》がこないときは、おとなに相談《そうだん》して病院《びょういん》へ行こう

月経《げっけい》は不順《ふじゅん》なことも

月経《げっけい》は、ほぼ毎月一回ありますが、はじめて月経《げっけい》になって間もないころは、きたり、こなかったりをくり返《かえ》すことがあります。このように決《き》まった日に月経《げっけい》がこないことを「月経《げっけい》不順《ふじゅん》」といいます。月経《げっけい》が三カ月以上《いじょう》こないときは、病気《びょうき》の可能性《かのうせい》もあります。

月経《げっけい》が三カ月以上《いじょう》こないとき以《い》外《がい》にも、「血液《けつえき》の量《りょう》が多い」「血液《けつえき》の量《りょう》がすごく少ない」「月経《げっけい》の日ではないのに出血《しゅっけつ》があった」「一〇日以上《いじょう》続《つづ》いている」など、気になることがあれば、はずかしがらずにおとなに相談《そうだん》しましょう。

月経《げっけい》がこない理由《りゆう》はどれ？

月経《げっけい》は、心やからだの状態《じょうたい》も影響《えいきょう》します。月経《げっけい》がこない場合は、下のような原因《げんいん》が考えられます。

続発性無月経《ぞくはつせいむげっけい》

３ヵ月以上月経《げっけい》がこないことを「続発性無月経《ぞくはつせいむげっけい》」といいます。子宮《しきゅう》や卵巣《らんそう》に異常《いじょう》がないか、産婦人科《さんふじんか》で検査《けんさ》をして、治療《ちりょう》します。

ダイエットのしすぎ

ダイエットをしすぎると、からだに必要《ひつよう》な栄養《えいよう》が足りなくなり、月経《げっけい》が止まります。急《きゅう》な体重《たいじゅう》の低下《ていか》には気をつけましょう。

妊娠《にんしん》している

妊娠《にんしん》すると月経《げっけい》はこなくなります。男性《だんせい》と女性《じょせい》がセックスすると、妊娠《にんしん》する可能《かのう》性《せい》があります（→ P.64）。

ストレスがたまっている

不安《ふあん》や心配《しんぱい》ごとなどのストレスや心の不調《ふちょう》があると、月経《げっけい》が遅《おく》れたり、こなくなったりすることがあります。

産婦人科《さんふじんか》はこんな場所《ばしょ》

産婦人科《さんふじんか》は、赤ちゃんを産《う》むときだけでなく、月経《げっけい》の悩《なや》みを相談《そうだん》したり、子宮《しきゅう》などの病気《びょうき》を治療《ちりょう》する病院《びょういん》です。

1 先生に症状《しょうじょう》を聞かれる

- 月経《げっけい》はいつからきていないか
- 痛《いた》いところはないか
- 月経《げっけい》の血《ち》の量《りょう》はどうか　　など

自分で答えられない場合は、いっしょに病院《びょういん》に行くおとなに伝《つた》えておきます。

2 先生に診察《しんさつ》してもらう

場合によって、血液検査《けつえきけんさ》などの検査《けんさ》をすることがあります。器械《きかい》をおなかにあて、子宮《しきゅう》や卵巣《らんそう》のようすをみたり、ちつの中をみることもあります。

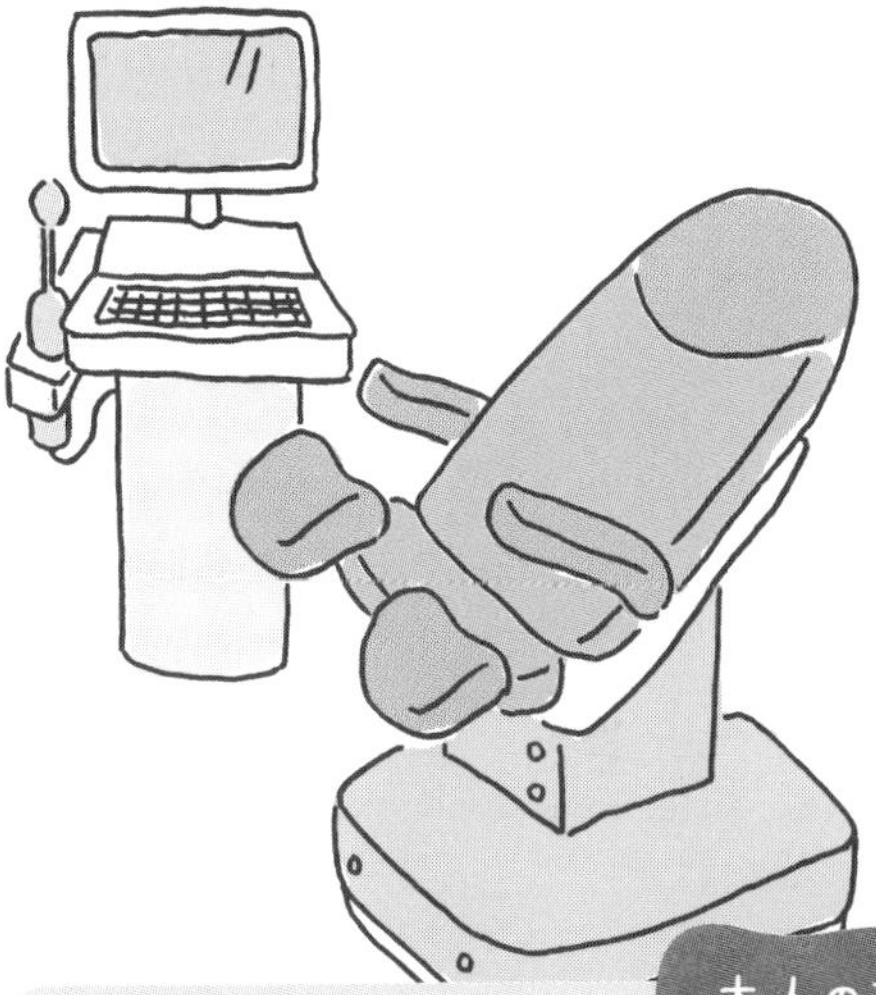

3 症状《しょうじょう》に合わせて治療《ちりょう》したり、薬《くすり》をもらったりする

薬《くすり》をもらうだけでなく食事《しょくじ》や生活《せいかつ》のアドバイスを受《う》けることもあります。

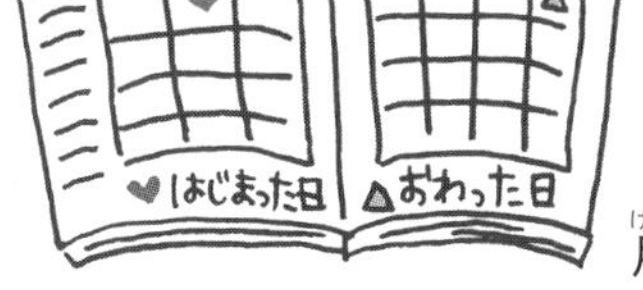

月経《げっけい》がはじまった日と終《お》わった日を、手《て》帳《ちょう》のカレンダーにつけておくと便利《べんり》。

大人の方へ

受診前に確かめて

性交経験がない女の子には内診をしないことが多いです。受診する前に、どのような検査をするのか大人が確かめておくとよいでしょう。

COLUMN

信頼《しんらい》できるおとなって どんな人だろう？

自分ではどうにもできないことや悩《なや》んでしまうこともあるかもしれません。
そんなときは「信頼《しんらい》できるおとな」に相談《そうだん》しましょう。
ところで、「信頼《しんらい》できるおとな」とはいったいどんな人でしょうか。

信頼《しんらい》できるおとなの条件《じょうけん》

直接顔《ちょくせつかお》を
見たことがあるし、
話したこともある

同意《どうい》なく
むやみにからだに
ふれてこない

自分《じぶん》の話を
じっくり
聞いてくれる

困《こま》っているときに
アドバイスを
くれる

暴力《ぼうりょく》を
ふるわない

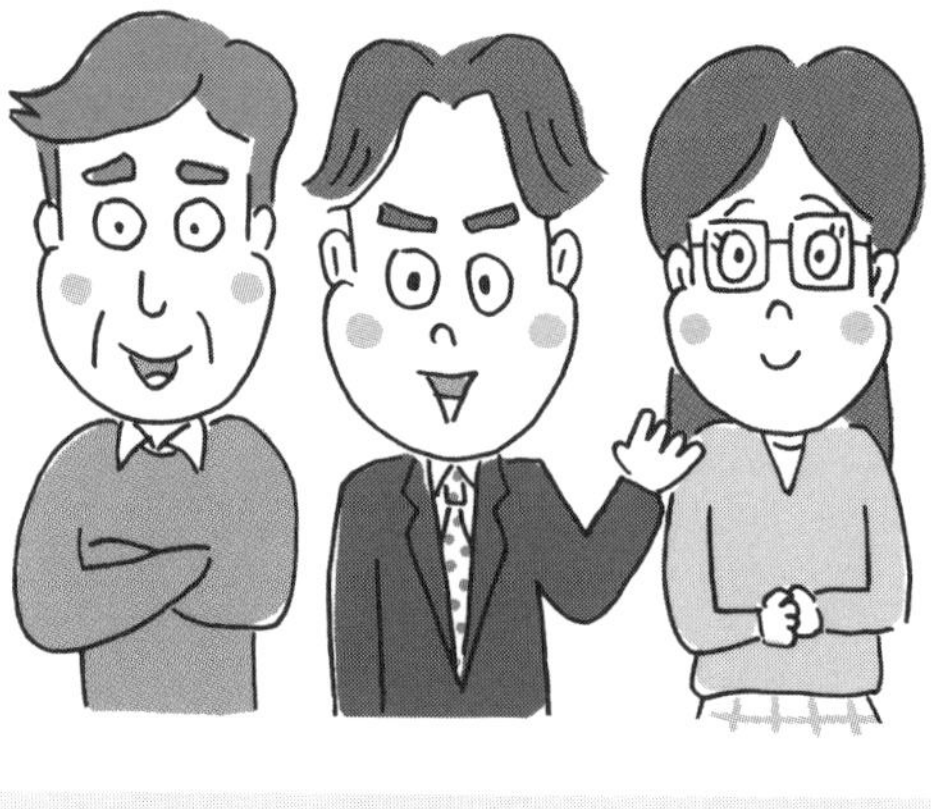

「両親《りょうしん》」や「家族《かぞく》」「学校の先《せん》生《せい》」は信頼《しんらい》できるおとなであることがほとんどです。ただし、信頼《しんらい》できないこともあるので、そのときは別《べつ》のおとなを頼《たよ》りましょう。

覚《おぼ》えておいてほしいこと

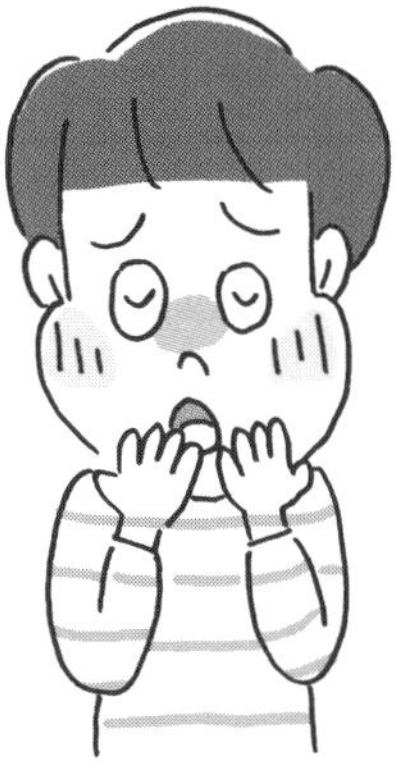

性《せい》について相談《そうだん》するのはいけないことではない

なにがいやか、なにに困《こま》っているか、どうしたいのかを伝《つた》えることはいけないことではありません。できるだけ言《こと》葉《ば》で伝《つた》えられるとよいですね。

信頼《しんらい》できない人ってどんな人だろう

P.32で紹介《しょうかい》した人と逆《ぎゃく》の特徴《とくちょう》を持《も》つ人は信《しん》頼《らい》ができません。特《とく》に、個人情報《こじんじょうほう》をしつこく聞いてきたり、からだをさわろうとするおとなには気をつけます。

やさしいふりをして近づいてくるおとなもいる

世の中には信頼《しんらい》できる人もいれば、はじめからだまそうとして近づいてくる人もいます。とくにネットでは年齢《ねんれい》や性別《せいべつ》などいくらでもうそをつけるので、信頼《しんらい》できるとはいえません。

大人の方へ

日頃から、相談しやすい空気づくりを

発達が気になる子のなかには、これまでの指導によって、性について嫌悪感を持っていたり、怒られることだと思っているケースがあります。

まずは身近な大人が性についてタブー視するのをやめることからはじめましょう。テレビや本の話題にからめて、性について自分の意見を伝えたり、性教育の内容について、子どもと理解を深めてもよいでしょう。

そうした大人の真摯な態度を受け、子ども自身も「いけないことじゃないんだ、困ったら聞いていいんだ」と理解することができます。

性器《せい》《き》のお手入れはどうするの？

お風呂《ふろ》とトイレで性器《せいき》のお手入れを

からだのなかで、性器《せいき》は特《とく》にデリケートな部分《ぶぶん》です。ところが、ふくざつなかたちをしているので、あかや汚《よご》れがたまりやすいところでもあります。

性器《せいき》はおしっこやうんちの出口と近く、ばい菌《きん》が入りやすいところです。お風呂《ふろ》でからだを洗《あら》うときには性器《せいき》もしっかり洗《あら》いましょう。ただし、性器《せいき》はびんかんにできているので、さわる力が強かったり、刺激《しげき》を加えたりすると、きずついたり、赤くはれたりすることがあります。力いっぱいこすったりせずに、やさしく扱《あつか》いましょう。

トイレでは……

おしっこやうんちをしたあと、どうしていますか？
性器《せいき》にばい菌《きん》が入らないようにするコツがあります。

女性《じょせい》の場合

おしっこをしたら、トイレットペーパーを性器《せいき》にあてます。そのまま５秒《びょう》数えて尿《にょう》を吸《す》わせます。
うんちをしたら、肛門《こうもん》の前からうしろに向《む》けてふきます。

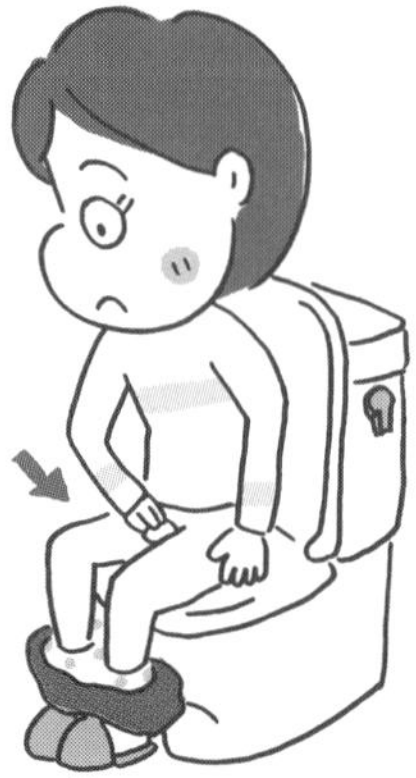

男性《だんせい》の場合

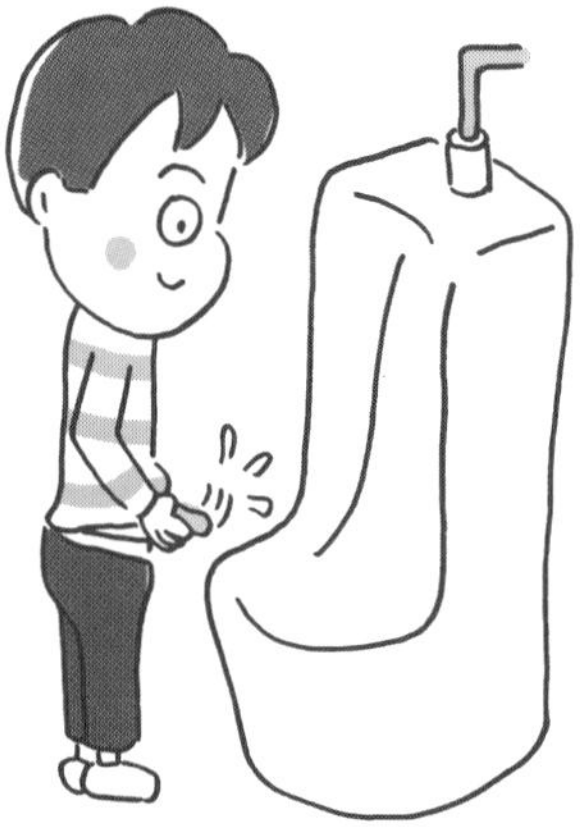

おしっこをするときは、指《ゆび》でペニスの皮《かわ》をむいてペニスを持《も》ちます。終《お》わったら、ペニスをふってしずくを切り、皮《かわ》を戻《もど》します。
うんちをしたら、おしりのほうから手を入れて、肛門《こうもん》の前からうしろにふきます。

お風呂《ふろ》で洗《あら》うときは

せっけんを手で泡立《あわだ》てて、やさしく性器《せいき》を洗《あら》い、シャワーでよく流《なが》します。つめを立てないようにしましょう。

男性《だんせい》の場合

ペニスの皮《かわ》をつけ根《ね》のほうに引《ひ》っ張《ぱ》って、先端《せんたん》の亀頭《きとう》を出します。皮《かわ》におおわれていたところに汚《よご》れやあかがたまっているので、指《ゆび》できれいに洗《あら》います。

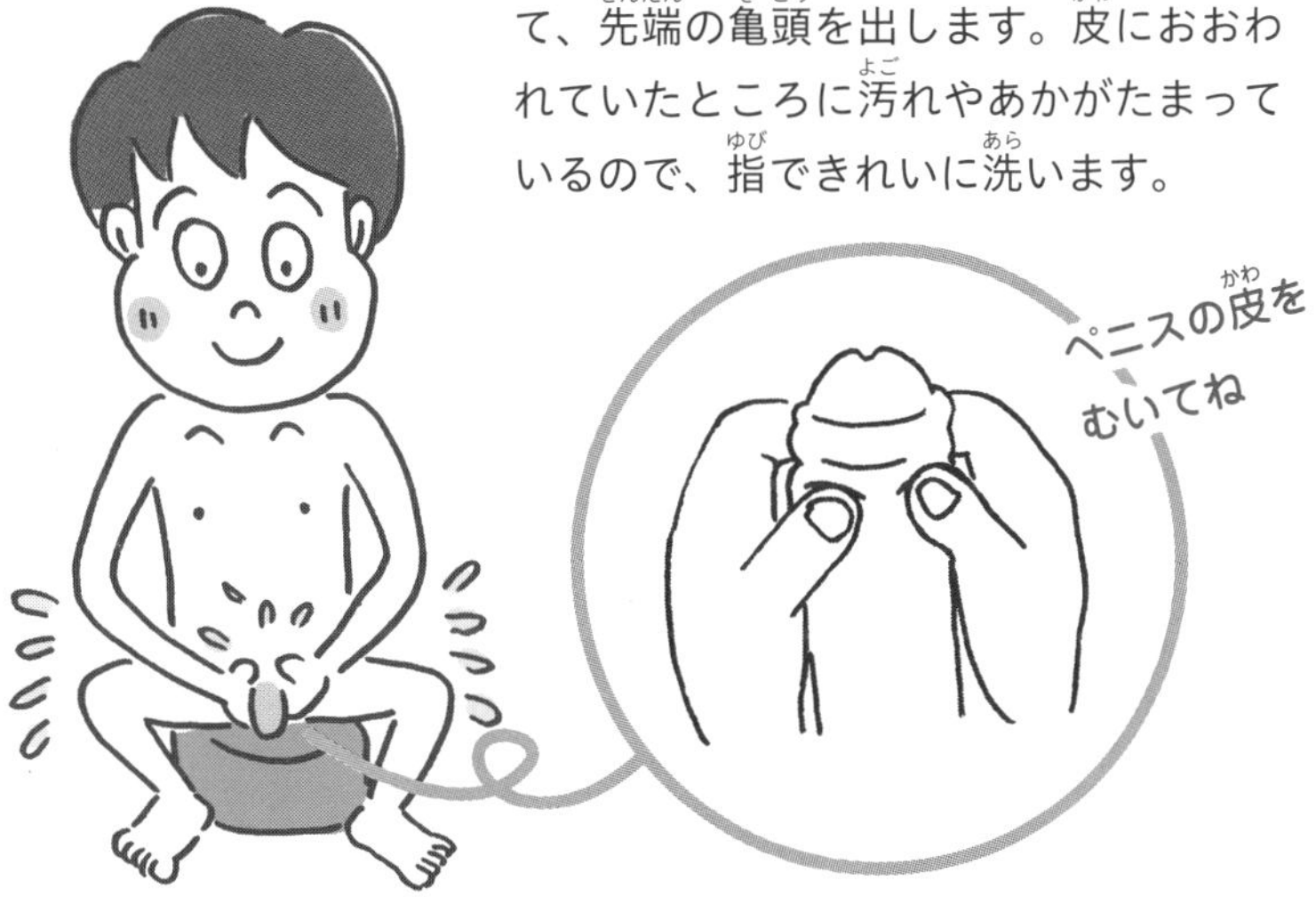

女性《じょせい》の場合

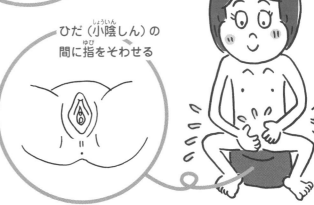

大陰《だいいん》しんや小陰《しょういん》しんのひだの間に指《ゆび》をそわせ、ひだの間の汚《よご》れやあかをきれいにします。ちつの中までは洗《あら》わないようにしましょう。

大人の方へ

できれば同性の大人から早めに教えておきたい

トイレの仕方やお風呂での洗い方は、正しい方法を知らないことがよくあります。性器を大切にするという意識を育てるためにも、この本を参考に、早めに同性の大人から教えましょう。

性器《せいき》の疑問《ぎもん》②

マスターベーションって悪《わる》いこと？

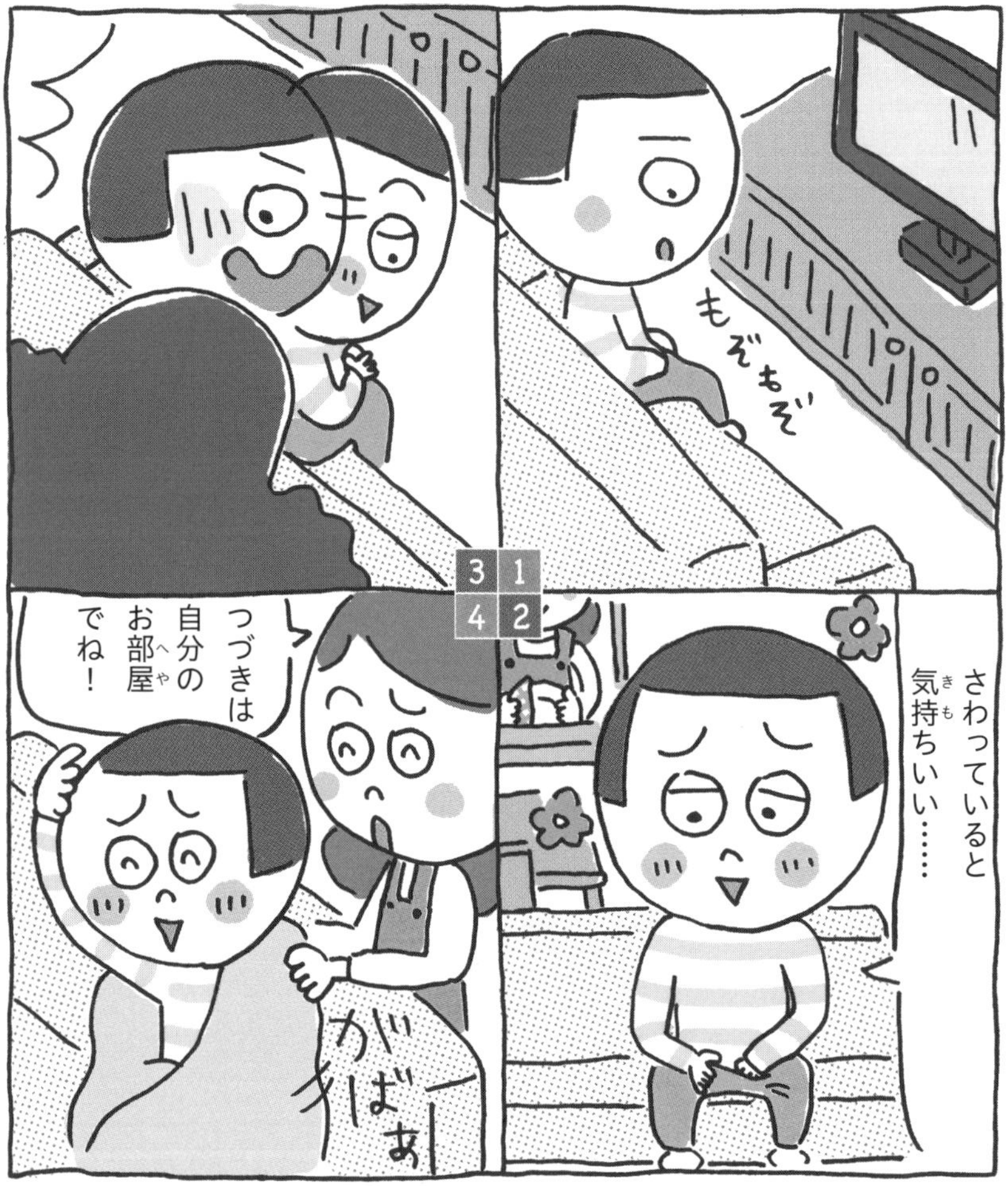
もぞもぞ
さわっていると気持《きも》ちいい……
つづきは自分のお部屋《へや》でね！
がばあ

一人になれる場所《ばしょ》でしてね！

性器《せいき》にさわると気持《きも》ちいいですよね。性器《せいき》をさわることは悪《わる》いことではありませんが、それを見ている人がいやな気《き》持《も》ちになることがあります。自分の性器《せいき》をさわりたくなったら、一人になれる場所《ばしょ》へ行きましょう。

いいやり方、悪《わる》いやり方

自分で自分の性器《せいき》をさわって気持《きも》ちよくなることは、悪《わる》いことではありません。けれど、するときには気をつけることがあります。

お風呂《ふろ》やトイレでする

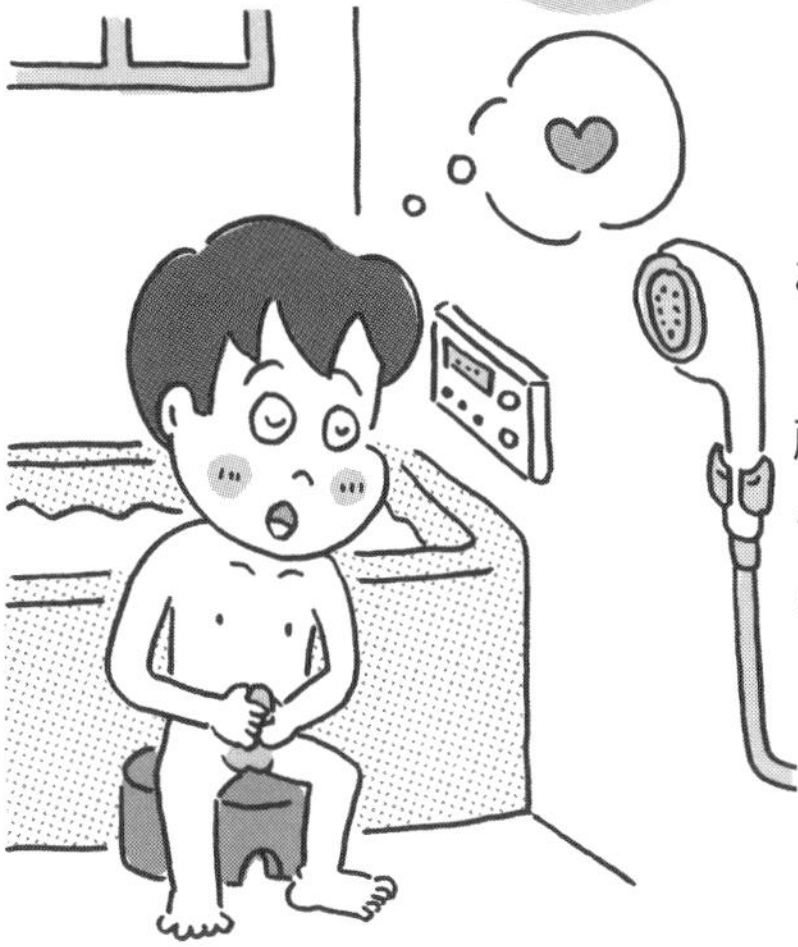

お風呂《ふろ》に一人で入るとき、トイレなどはしてもよい場所です。トイレはほかの人も使《つか》うので、長い時間にならないようにします。

机《つくえ》の角や床《ゆか》に性器《せいき》をこする

机《つくえ》の角や床《ゆか》はかたいので、性器《せいき》をきずつけるかもしれません。こういった方法《ほうほう》はやめ、きれいに洗《あら》った手でやさしくさわります。

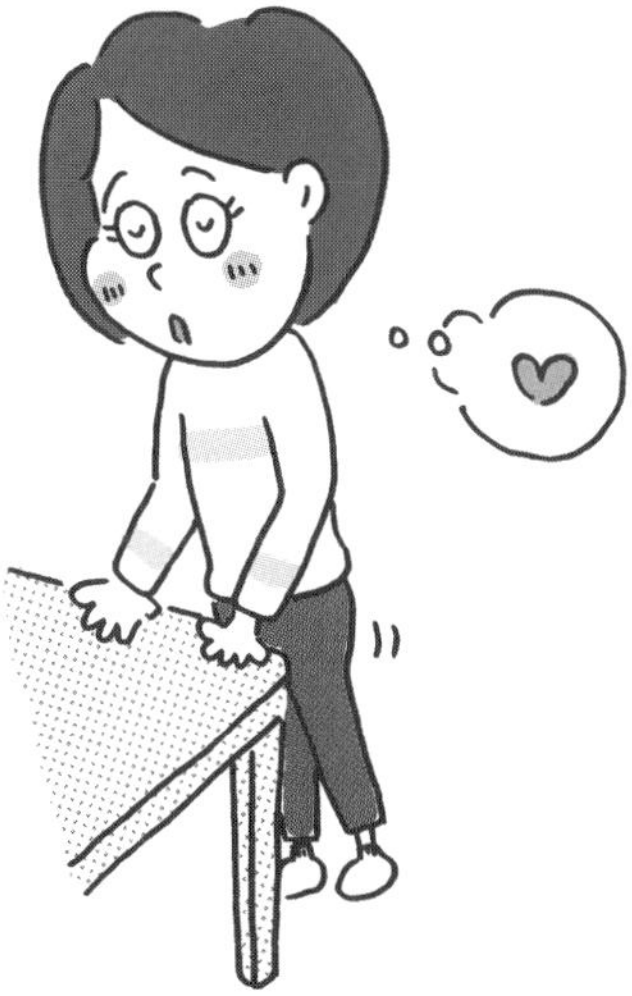

1日に何回もしてしまう

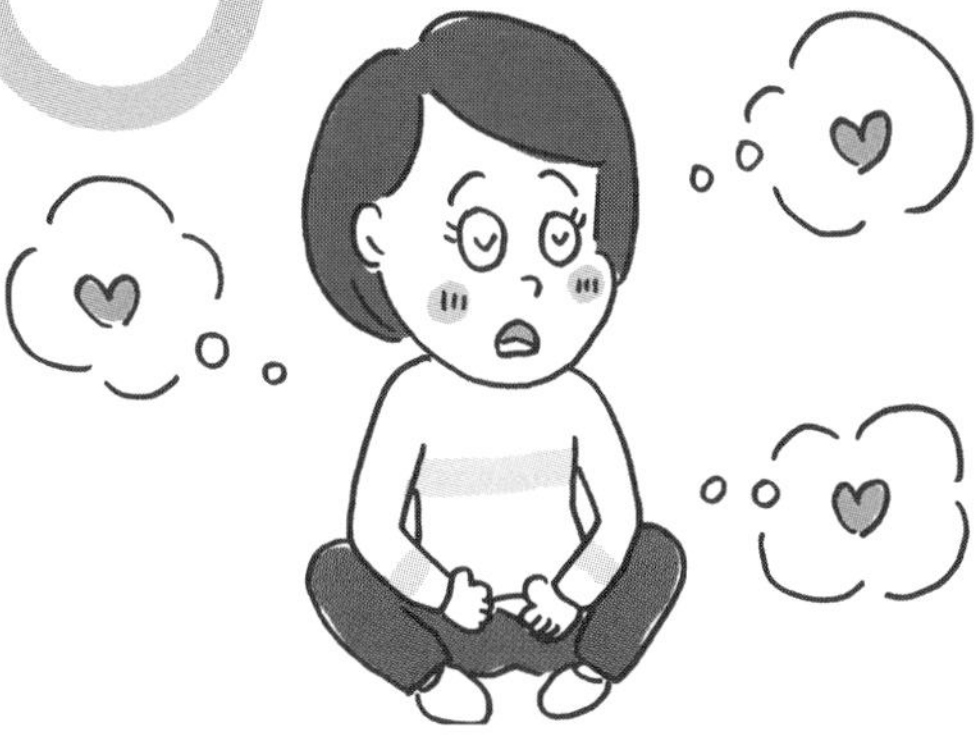

1日に何回もしても、からだに悪《わる》いことはありません。性器《せいき》をさわる前は、性器《せいき》にばい菌《きん》が入らないように、手を洗《あら》います。

マスターベーションはしても、しなくてもいい

自分の性器《せいき》をさわって気持《きも》ちよくなることをマスターベーションといいます。男性《だんせい》はペニスなどを、女性《じょせい》はクリトリスや乳房《ちぶさ》などをさわって気持《きも》ちよくなることです。思春期《ししゅんき》以降《いこう》の男性《だんせい》は、このときに射精《しゃせい》することもあります。出た精《せい》液《えき》はティッシュなどでふきとります。マスターベーションをするかどうかは自分しだいです。

だれにとっても大切な自分のからだ

自分のからだのことは自分で決《き》める

からだのどの部分《ぶぶん》ならさわられていいか、だれにならさわられていいか、自分で決《き》めて相手《あいて》に伝《つた》えましょう。

1 人に見せていい部分《ぶぶん》はどこ？

性器《せいき》や胸《むね》は、下着《したぎ》でおおう部《ぶ》分《ぶん》で、からだのなかでも特《とく》に大切です。人前で性器《せいき》や胸《むね》を見せると、見た人がいやな気《き》持《も》ちになることもあります。

2 人にさわらせていい部分《ぶぶん》はどこ？

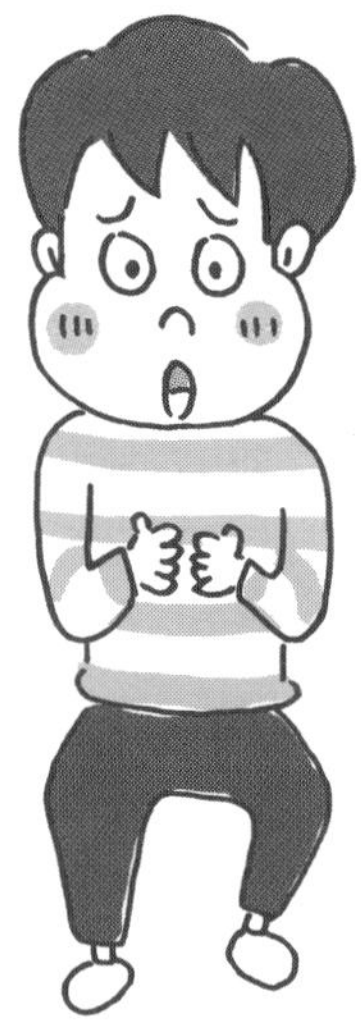

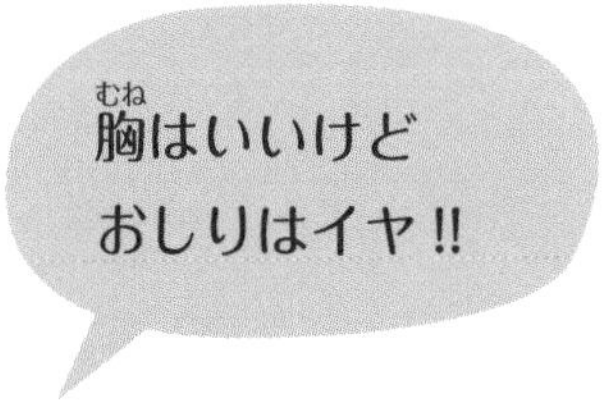

どの部分《ぶぶん》ならいいか、自分で考えましょう。いやだと思う部分《ぶぶん》をさわられそうになったら、はっきりと「イヤ」「さわらないで」と言います。

自分のからだはどこも大切

心臓《しんぞう》や肺《はい》などの内臓《ないぞう》も、目や口などのからだの表面《ひょうめん》にある器官《きかん》も、それぞれにからだを動《うご》かしたり、からだを守《まも》ったりする大切な役割《やくわり》をはたして、命《いのち》を営《いとな》んでいます。

命《いのち》はかけがえのないものですが、そのおおもとはからだにあるのです。だから、自分のからだは大切にしないといけません。

自分のからだはほかのだれのものでもなく、自分自身のものです。自分自身できずつけたり、同意《どうい》なしにほかの人にさわらせないようにします。同じように、ほかの人のからだもその人のものですから、大切にしましょう。

3 だれになら見せたり、さわらせたりしてもいい？

「親ならいい、いとこのお兄ちゃんにはさわられたくない」など、自分なりに答えを出してみましょう。ただし、病気《びょうき》のときなどは手当てのためにからだをさわられることがあります。

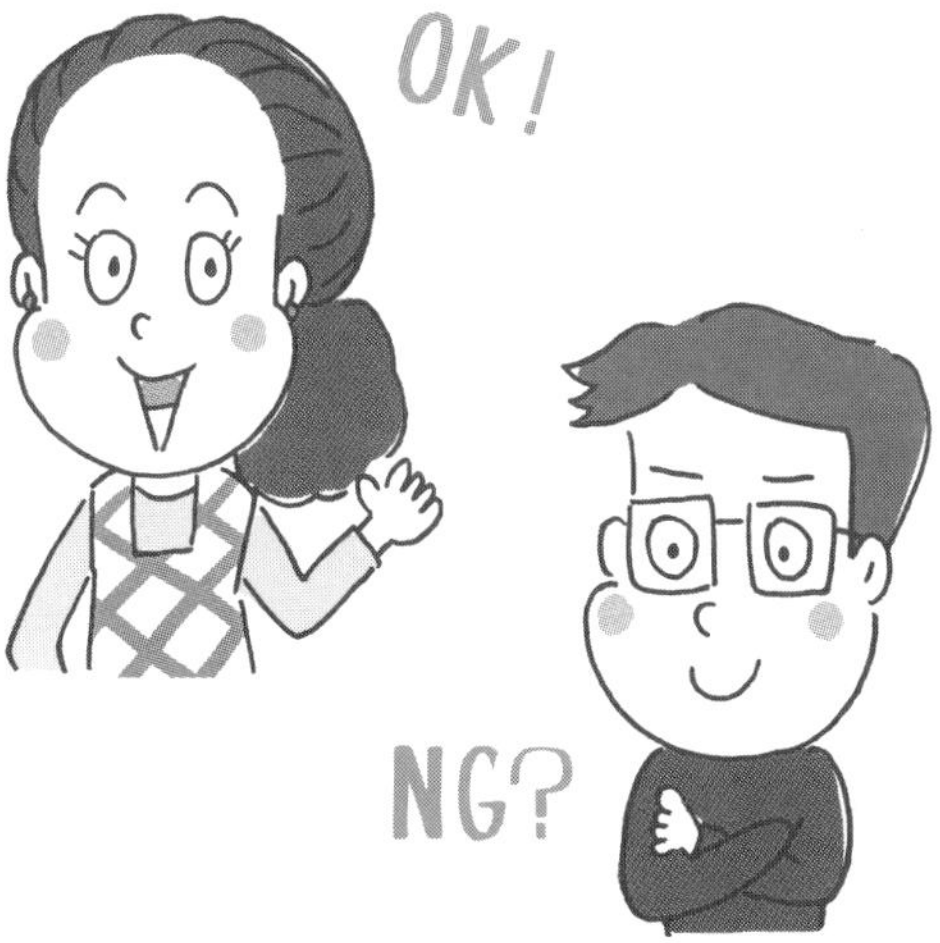

4 どのようなふれあいならいい？

手をつなぐことやハグは、友だちや家族《かぞく》、恋人《こいびと》とすることがあります。キスは、握手《あくしゅ》やハグと比《くら》べて、より親密《しんみつ》な相手《あいて》とおこなうふれあいです。どのようなふれあいがいいかは、ふれあう相手《あいて》との関係性《かんけいせい》によっても変《か》わります。自分の気持《きも》ちと相手《あいて》の気持《きも》ち、両方《りょうほう》を確認《かくにん》しましょう。

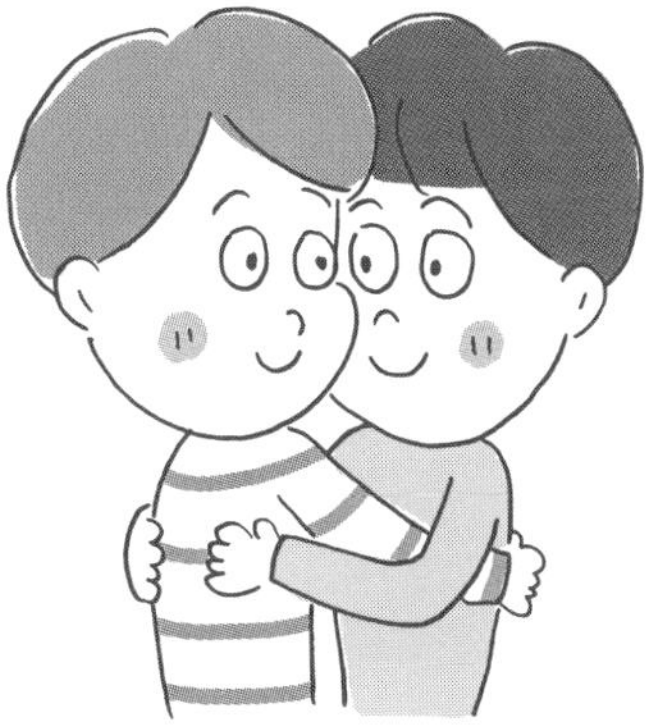

大人の方へ

家族もむやみに触らないようにしよう

　発達が気になる子は、自分のからだの認識が弱いことがあります。自分のからだは自分だけの大切なものであるということを伝えるために、親子のふれあいでも、胸や性器などといった部分はふれないようにします。

　手当てや看病のときも「ごめんね、少し触らせてね」などと、ひと声かけるようにしましょう。

大人の方へ

自分のからだは大切なもの という意識を育てて

思春期はからだの変化にとまどいやすい

思春期を迎えると、男の子も女の子も、大人のからだへと変化していきます。精通や夢精、初経など、からだが急激に変化するため、だれもが自分の変化に戸惑い、ゆらぎやすい時期です。

発達に困難があると、自分の変化を受けいれきれず、いっそう混乱は大きくなります。保護者も、そんな子どもの性とどう向き合っていくかが問われています。

日ごろの声かけにも気をつけたい

自分の性器をさわる子どもに「汚いからやめなさい」と禁止していませんか。そうした言葉の裏には、性を「汚いもの」「いやらしいこと」という思いが隠れています。子どもはそうしたメッセージを感じとり、性にマイナスな感情を抱きます。

自己肯定感を育てることにつながる

からだの変化を肯定的に受けいれるには、まず大人が子どもの性を喜ばしいものとして受けいれることが大切です。そして、大人も子どもも、性について正しい知識を学ぶこと。それにより「大人になるってすばらしい」と思えれば、子どもの自己肯定感も高まっていくことでしょう。

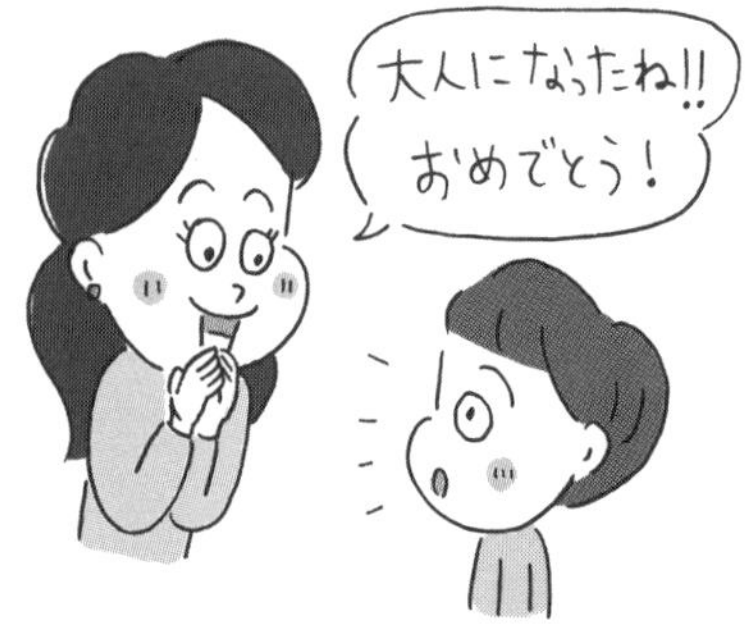

からだの変化を受けいれられるように、まず身近な大人が成長を喜んであげましょう。

2

人を好《す》きになる気《き》持《も》ちはどんなもの？

心が成長《せいちょう》してくると、
人を好《す》きになる気《き》持《も》ちが芽《め》生《ば》えてくることがあります。
「好《す》き」にはいろいろな種類《しゅるい》があって、
人によって感《かん》じ方《かた》がちがいます。
自分だけでなく、相《あい》手《て》の気《き》持《も》ちも大切です。

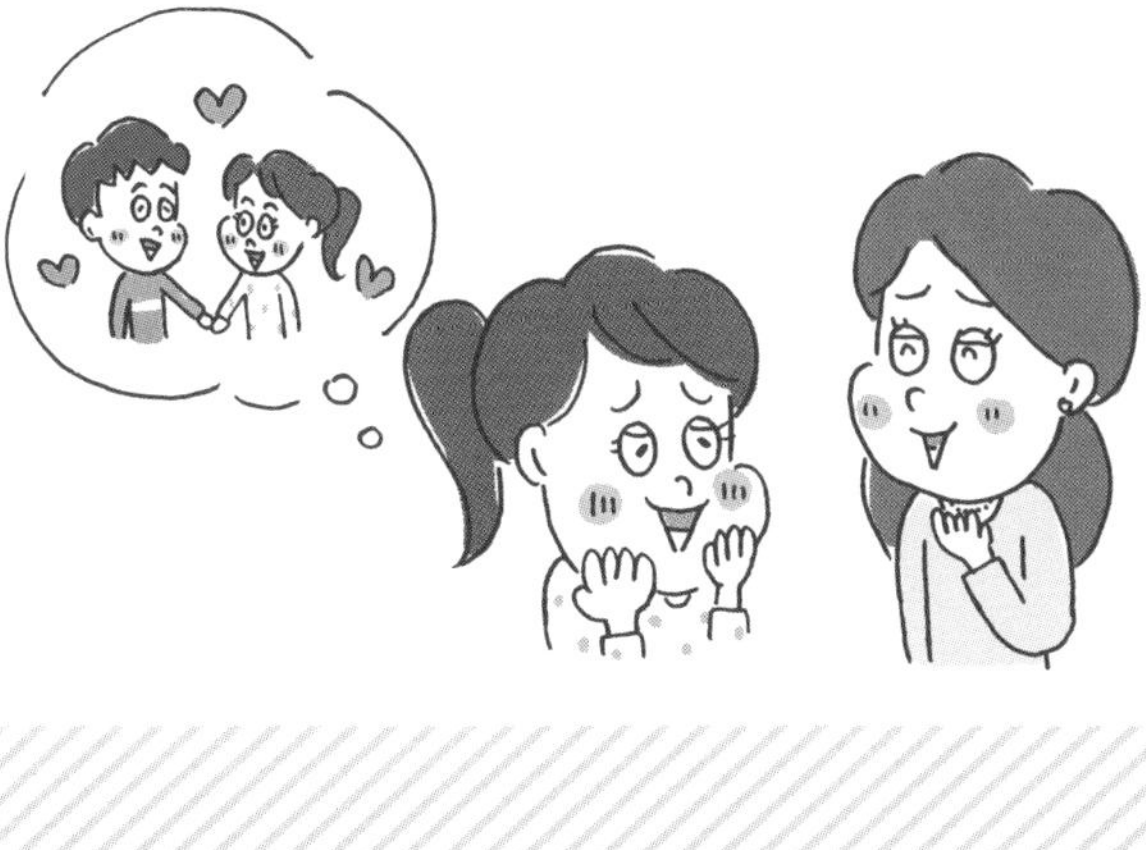

好《す》きにもいろいろな種類《しゅるい》や段階《だんかい》がある

どんな人を好《す》きになるかはあなたの自由《じゆう》

心が成長《せいちょう》すると、人を好《す》きになることがあります。その相手《あいて》は、どんな性別《せいべつ》でも、どこの国の人でも関係《かんけい》ありません。いろいろな「好《す》き」があることを、みんなが認《みと》め合っていくことが大切です。

人を好《す》きになると、相手《あいて》のことが気になってソワソワしたり、ドキドキしたりします。きらわれたらどうしようと悩《なや》むなど、心は複《ふく》雑《ざつ》にゆれ動《うご》きます。

相手《あいて》の人とつき合いたいと強く思う気持《きも》ちを「恋愛《れんあい》」といい、いろいろなかたちがあります。

まず、自分の気持《きも》ちがどの「好《す》き」なのか考えてみましょう。

あなたの気持《きも》ちはどれ？

人を好《す》きになる気持《きも》ちには、いろいろあります。どんな「好《す》き」も大切にしたい気持《きも》ちです。

友《とも》だちとしての“好《す》き”

いっしょに遊《あそ》ぶのが楽しい、話がおもしろい、その人がいると元気になる。そんな「好《す》き」は友《とも》だちに対《たい》する気持《きも》ちです。

つき合いたい“好《す》き”

その人のことを考えると胸《むね》がドキドキして、いつもその人のことを考えてしまう。そんな「好《す》き」の気持《きも》ちが「恋愛《れんあい》」です。

好《す》きの気持《きも》ちはない

恋愛《れんあい》の相手《あいて》にいだく「好《す》き」という気持《きも》ちや、キスやセックスをしたいという気持《きも》ちを持《も》たない人もいます（アセクシュアルといいます）。

あこがれの“好《す》き”

アイドルやアニメのキャラクターなど、あこがれの人に対《たい》する「好《す》き」もあります。実際《じっさい》に話したり、ふれたりはできないけれど、自分もそうなれたらいいなという気持《きも》ちです。

いろいろな「恋愛《れんあい》」のかたち

恋愛《れんあい》の気持《きも》ちがどんな人に向《む》かうかを「性的指向《せいてきしこう》」といいます。異性愛《いせいあい》も性的指向《せいてきしこう》のひとつのかたちにすぎません。

異性愛《いせいあい》

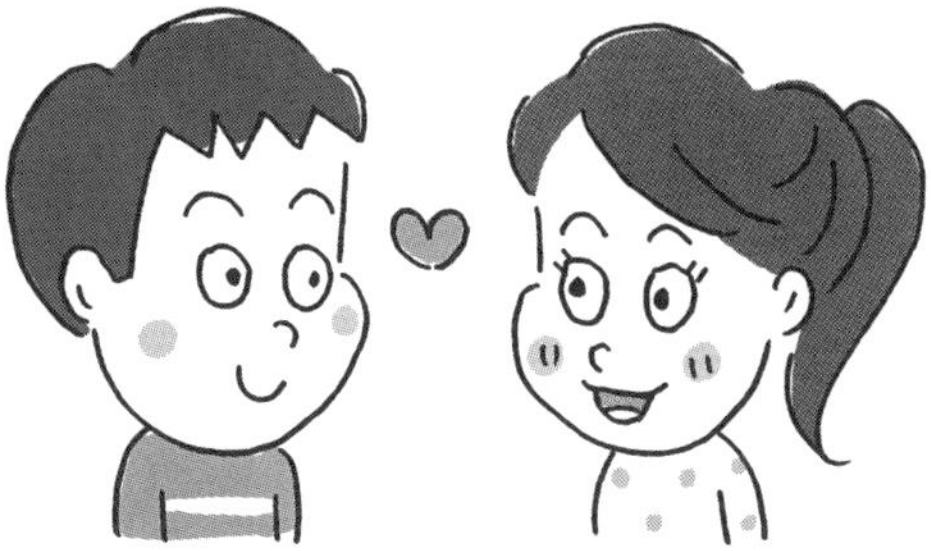

男性《だんせい》なら女性《じょせい》を、女性《じょせい》なら男性《だんせい》をというように、自分とはちがう性《せい》の人を好《す》きになることです。「ヘテロセクシュアル」ともいいます。

同性愛《どうせいあい》

自分と同じ性《せい》の人を好《す》きになることです。「ホモセクシュアル」ともいい、男性《だんせい》を好《す》きになる男性《だんせい》を「ゲイ」、女性《じょせい》を好《す》きになる女性《じょせい》を「レズビアン」といいます。

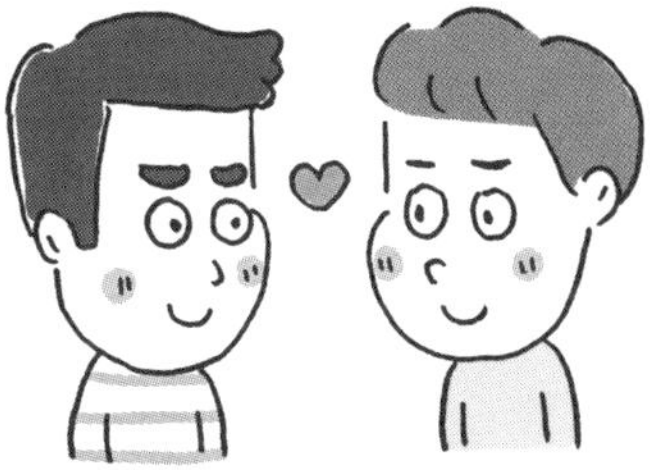

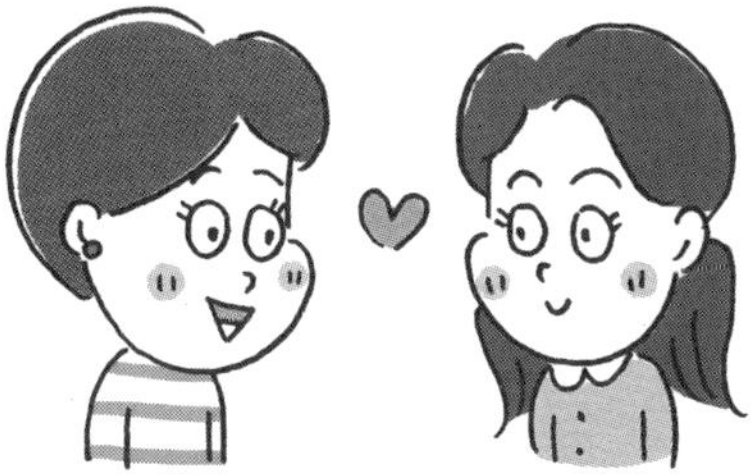

両性愛《りょうせいあい》

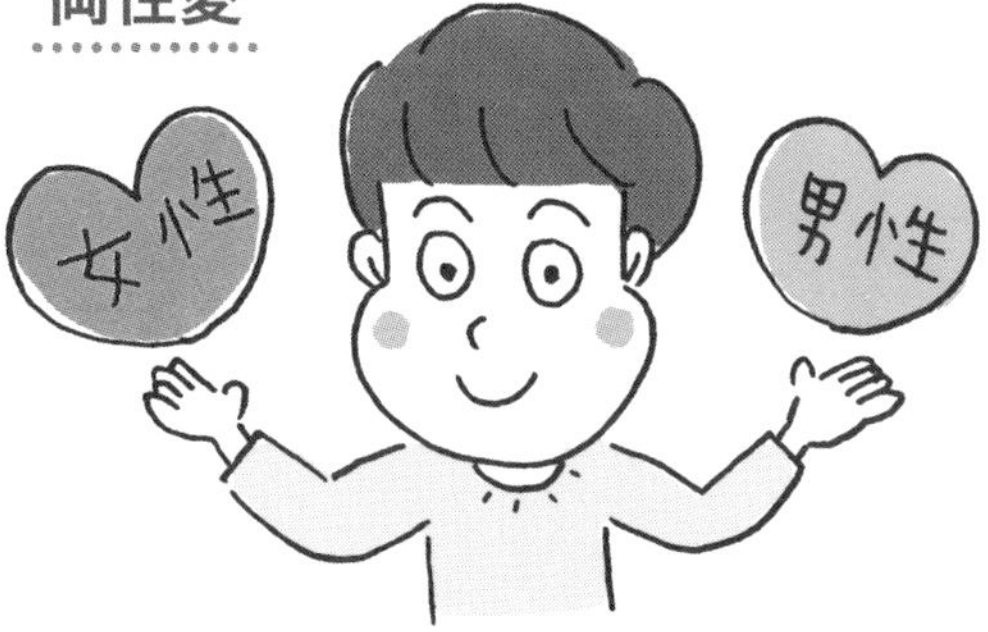

相手《あいて》が男性《だんせい》でも女性《じょせい》でも好《す》きになることをいいます。「バイセクシュアル」ともいいます。

全性愛《ぜんせいあい》（汎性愛《はんせいあい》）

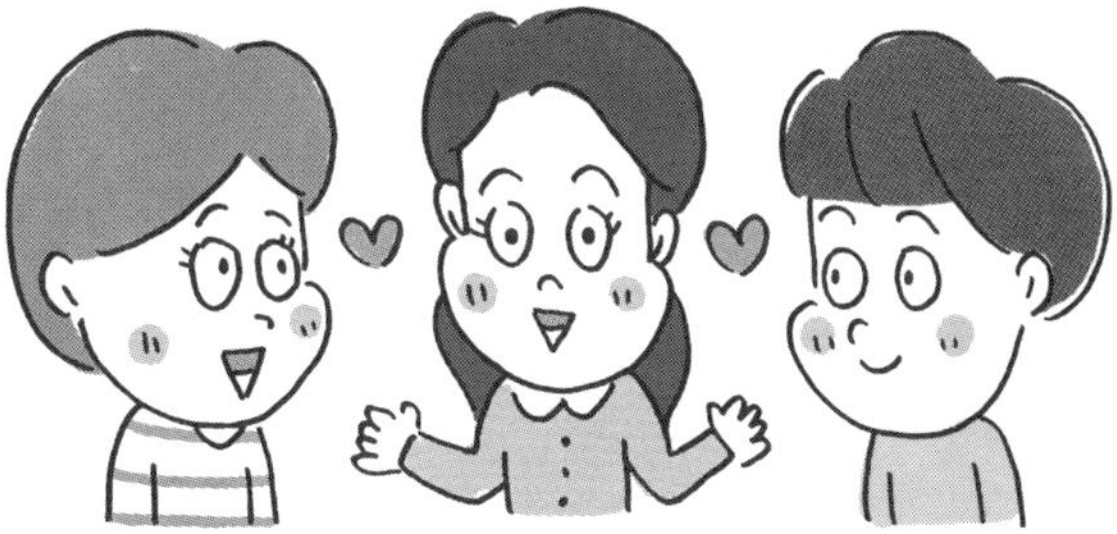

相手《あいて》の性《せい》を意識《いしき》しないで、好《す》きになることです。「パンセクシュアル」ともいいます。

自分は男性《だんせい》？それとも女性《じょせい》？

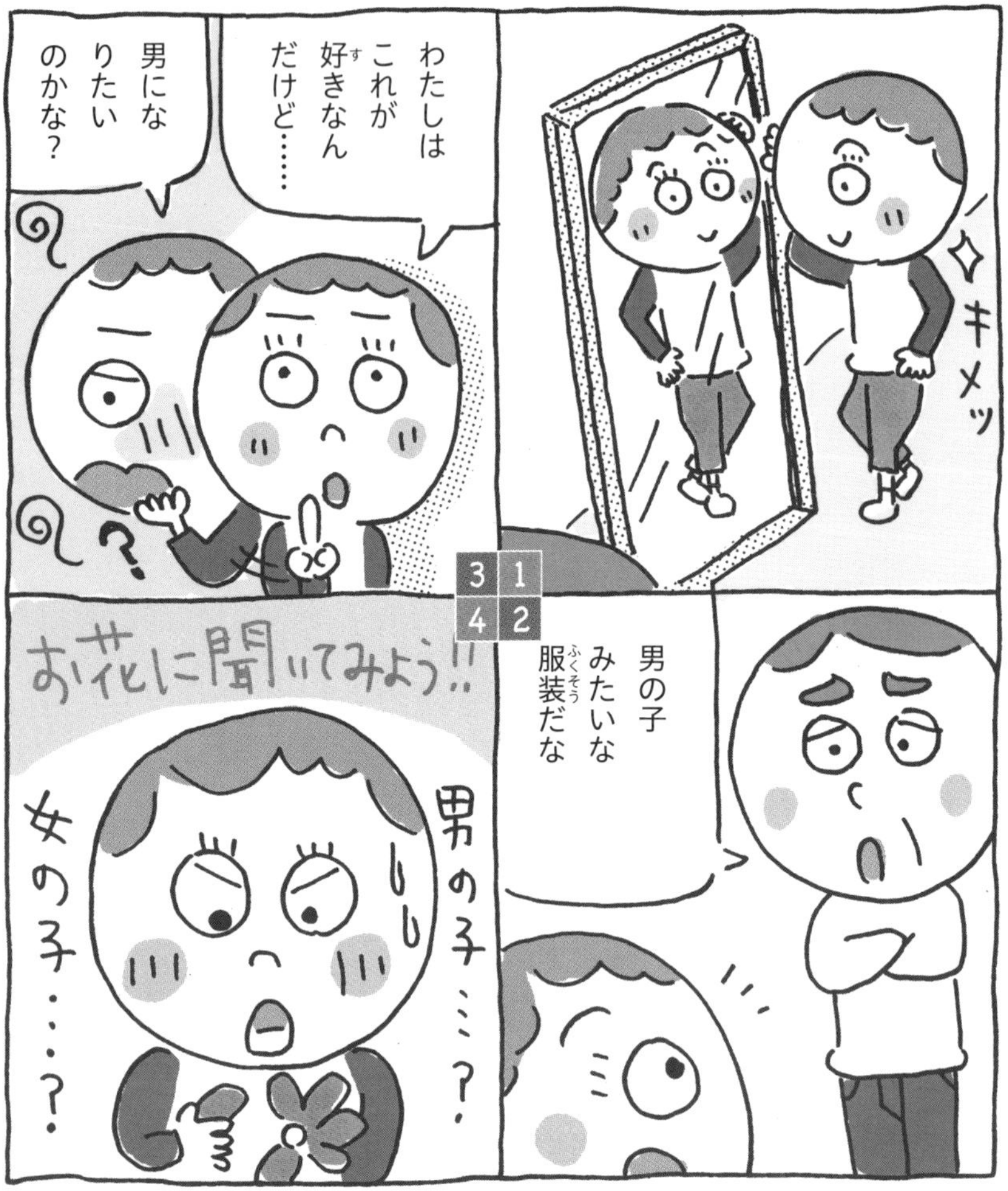
キメッ
男の子
みたいな
服装《ふくそう》だな
わたしは
これが
好《す》きなん
だけど……
男にな
りたい
のかな？
お花に聞いてみよう!!
男の子…？
女の子…？

男性《だんせい》か女性《じょせい》かどちらかに決《き》めなくていいんだよ

生まれたときに割《わ》り当《あ》てられた性《せい》とは別《べつ》に、心にも性《せい》があります。心の性《せい》は、「性自認《せいじにん》」ともいい、割《わ》り当《あ》てられた性《せい》とは関係《かんけい》なく、自分の性《せい》をどう認識《にんしき》しているかということ。男性《だんせい》でも女性《じょせい》でもない性《せい》と考える人もいます。

自分の「性《せい》」って何だろう？

からだが女性《じょせい》でも、心は男性《だんせい》というように、心とからだの性《せい》が同じではない人もいます。

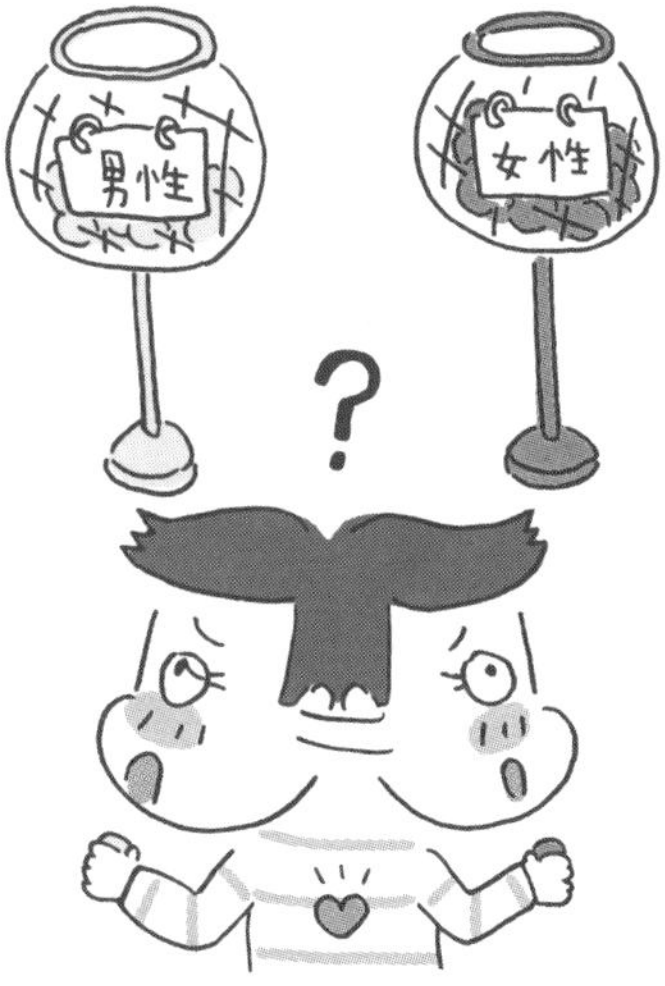

自分の心の性《せい》をゆっくり考えましょう。あせってどちらかに決《き》める必要《ひつよう》はありません。

トランスジェンダー

割《わ》り当《あ》てられた性《せい》と心の性《せい》が同じではないことをいいます。そのちがいでつらいときは、医師《いし》に診断《しんだん》してもらい、さまざまなサポートを受けることができます。「性同一性障害《せいどういつせいしょうがい》（性別違和《せいべついわ》・性別不合《せいべつふごう》）」はそのときの診断名《しんだんめい》です。

男性《だんせい》を割《わ》り当《あ》てられているが、女性《じょせい》である

女性《じょせい》を割《わ》り当《あ》てられているが、男性《だんせい》である

自分の性《せい》がよくわからない、迷《まよ》っている

大人の方へ

性認識がむずかしい子もいる

発達が気になる子のなかには、自分の性別を認識するのに時間がかかる子もいます。むりに男性か女性か決めさせる必要はありません。よくわからなくて迷っているようすのときは、そのことを尊重してあげましょう。

服装《ふくそう》や見た目では決《き》められない

性《せい》はその人の服装《ふくそう》や見た目で、かんたんに判断《はんだん》できるものではありません。どのような服装《ふくそう》をするのかも性別《せいべつ》とは関係《かんけい》ありません。

その人らしさは、その人自身《じしん》の性《せい》に対《たい》する考え方や価値観《かちかん》が混《ま》ざりあってつくられます。ほかの人がむりやりに変《か》えさせることはできません。

男らしさ、女らしさではなく、自分らしさが大切

見た目や性別《せいべつ》があなたのすべてじゃない

あなたはどんなファッションが好《す》きですか。どんなことに興味《きょうみ》がありますか。そして、将来《しょうらい》、どんな仕事《しごと》をしたいですか。目の前には、いろいろな道があり、それを選《えら》ぶのはその人の自由《じゆう》です。

しかし、社会には男だから、女だからという性別《せいべつ》によって、自由《じゆう》に選《えら》べないと感《かん》じさせる傾向《けいこう》があります。「男だから、人前で泣《な》くな」「女なら料理《りょうり》が得意《とくい》で当たり前」などというのも、社会がつくった「男らしさ」「女らしさ」のひとつです。こうした「男らしさ」「女らしさ」にとらわれず、「自分らしさ」を大切にしましょう。

世間《せけん》に決《き》められた〝らしさ〟

社会がつくった「男らしさ」「女らしさ」のことを、ジェンダーといいます。自分の考えや好《この》みとは関係《かんけい》なく、ジェンダーをおしつけられることがあります。

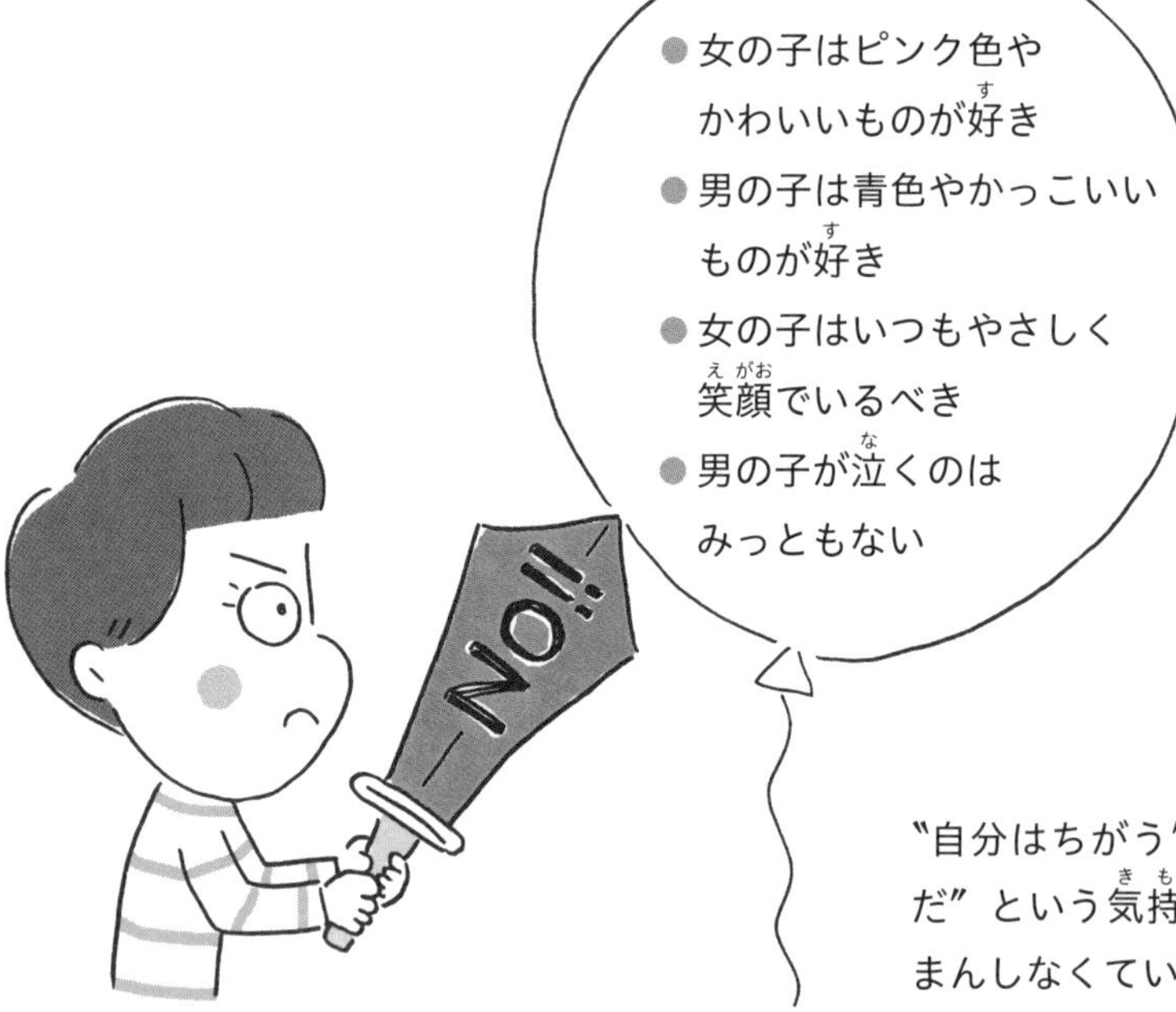
● 女の子はピンク色やかわいいものが好《す》き
● 男の子は青色やかっこいいものが好《す》き
● 女の子はいつもやさしく笑顔《えがお》でいるべき
● 男の子が泣《な》くのはみっともない
NO!!

〝自分はちがう〟〝いやだ〟という気持《きも》ちをがまんしなくていい

自分らしさと性別《せいべつ》は関係《かんけい》ない

服装《ふくそう》や趣味《しゅみ》、将来《しょうらい》の仕事《しごと》など、好《す》きなものや大切なことは自分で決《き》めていいのです。男だから、女だからという性別《せいべつ》にとらわれず、自分らしさを大切にしましょう。

1 服《ふく》の色は性別《せいべつ》で決《き》められない

青は男の子の色、ピンクは女の子の色など、服《ふく》の色を性別《せいべつ》で決《き》める必要《ひつよう》はありません。好《す》きなものを着《き》て、自分を表現《ひょうげん》しましょう。

2 アイドルや有名人《ゆうめいじん》のまねをする必要《ひつよう》はない

流《は》行《や》っているアイドルや有《ゆう》名人《めいじん》の見た目を、むりにまねする必要《ひつよう》はありません。

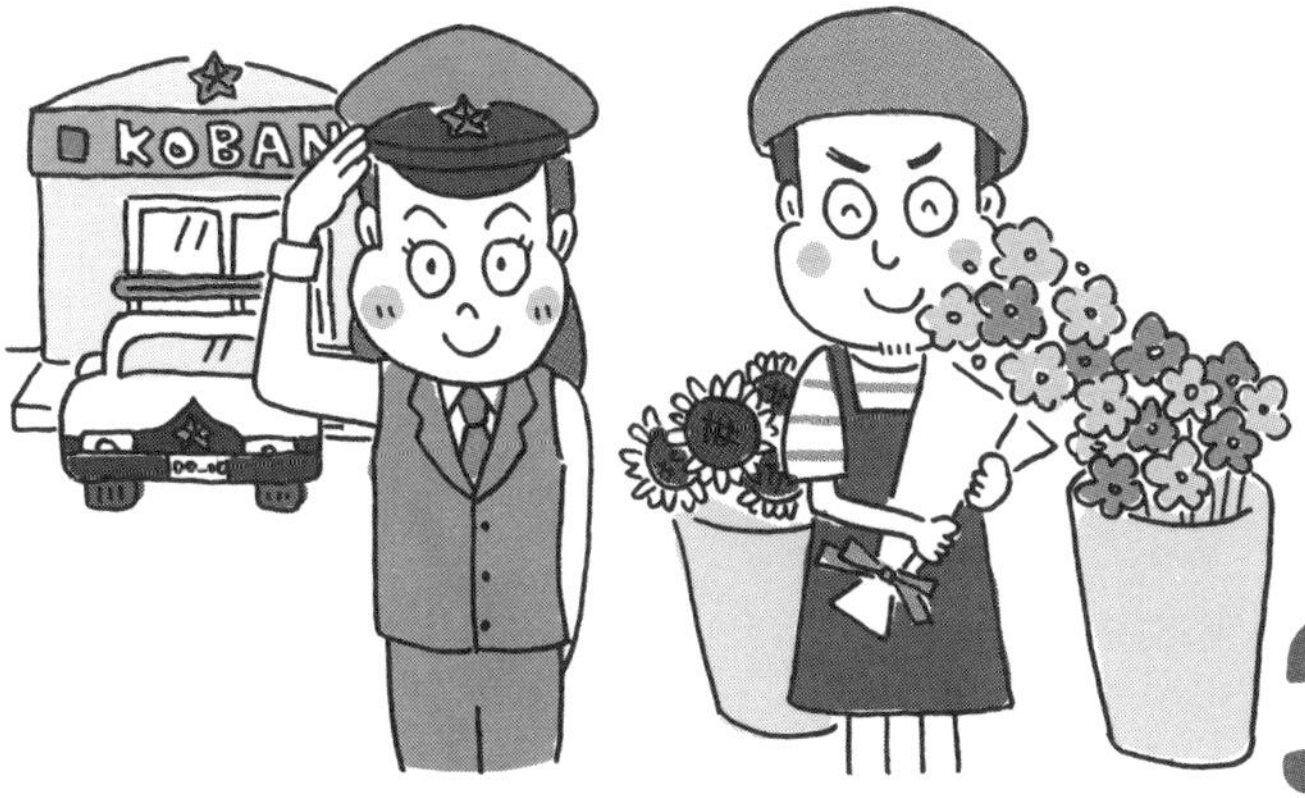

服装《ふくそう》もズボンは男性《だんせい》、スカートは女性《じょせい》と決《き》めなくていい

3 男性《だんせい》が泣《な》いてもいいし、女性《じょせい》が強《つよ》くてもいい

「男は強《つよ》くたくましく」「女はおしとやかに」というのは、ジェンダーにとらわれた考え方です。個性《こせい》を大切にし、あなたらしくふるまいましょう。

4 性別《せいべつ》で職業《しょくぎょう》や、やりたいことを制限《せいげん》しなくていい

男性《だんせい》の多い仕事《しごと》、女性《じょせい》の多い仕事《しごと》はありますが、性別《せいべつ》で職業《しょくぎょう》を決《き》める必《ひつ》要《よう》はありません。

身《み》だしなみを清潔《せいけつ》に整《ととの》えて、好感度《こうかんど》アップ

人に良《よ》い印象《いんしょう》を持《も》って　もらえる必要《ひつよう》なマナー

好《す》きな人や、友だちになりたい人ができたら、その相手《あいて》に好《す》かれたいという気持《きも》ちがわいてくることでしょう。そんなとき、身《み》なりが清潔《せいけつ》でなければ相手《あいて》に好感《こうかん》を持《も》ってもらえないかもしれません。

不潔《ふけつ》にしていると、ほかの人を不快《ふかい》にさせることがあるので、身《み》だしなみには注意《ちゅうい》しましょう。

身《み》だしなみとは、アイドルやアニメのキャラクターの髪型《かみがた》や服装《ふくそう》をまねして、かっこよくすることではありません。自分自身《じぶんじしん》を手入れすることで、あなたが持《も》っているすてきなところが輝《かがや》くようにすることです。

朝起《お》きたらまずすること

身《み》だしなみは、自分自身《じぶんじしん》を大切にすることです。朝起《お》きたら見た目を清潔《せいけつ》に整《ととの》えて、一日をはじめましょう。

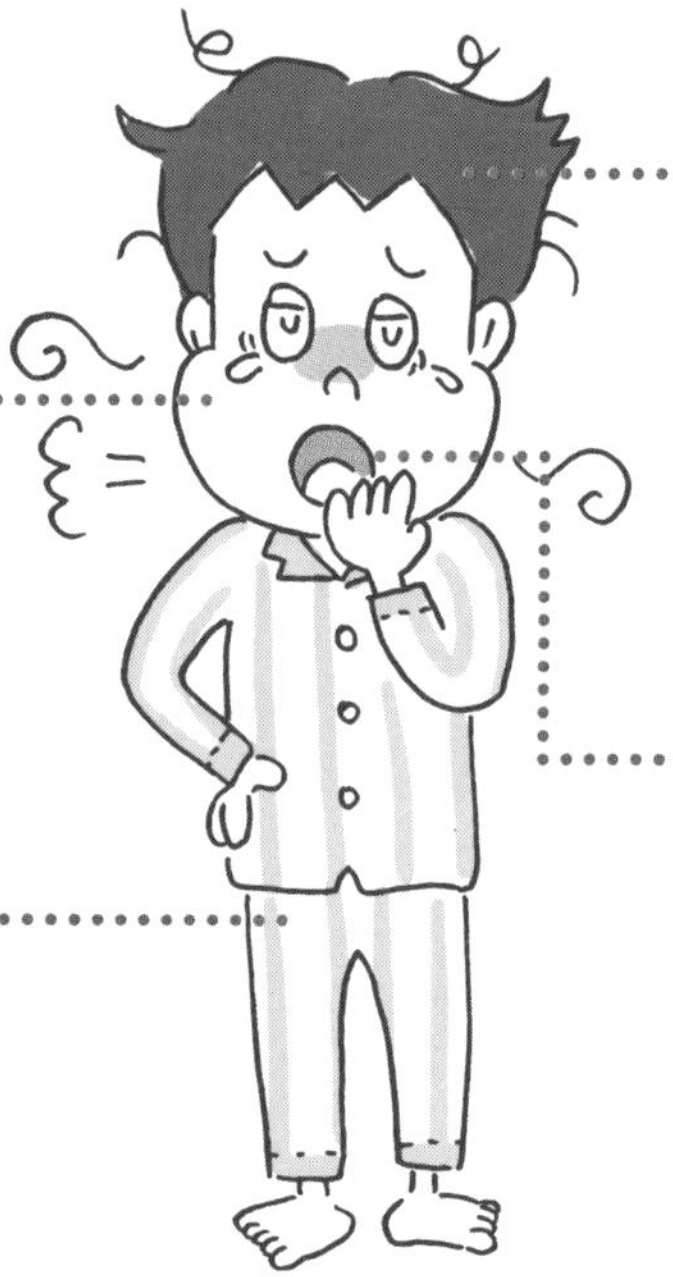

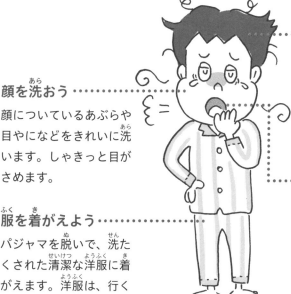

髪《かみ》をとかそう

ぼさぼさになっていたり、寝《ね》ぐせのついていたりする髪《かみ》の毛をとかします。

顔を洗《あら》おう

顔についているあぶらや目やになどをきれいに洗《あら》います。しゃきっと目がさめます。

歯《は》をみがこう

寝《ね》ている間に口の中がネバネバしたり、口臭《こうしゅう》が出たりします。歯《は》みがきをして、口の中を清潔《せいけつ》にしましょう。

服《ふく》を着《き》がえよう

パジャマを脱《ぬ》いで、洗《せん》たくされた清潔《せいけつ》な洋服《ようふく》に着《き》がえます。洋服《ようふく》は、行く場所を考えて選《えら》びます。

身《み》だしなみに気をつけよう

学校や家の外では、たくさんの人といっしょにすごします。
人を不快《ふかい》にさせないように、日ごろから注意《ちゅうい》しましょう。

トイレのあとは服《ふく》を整《ととの》える

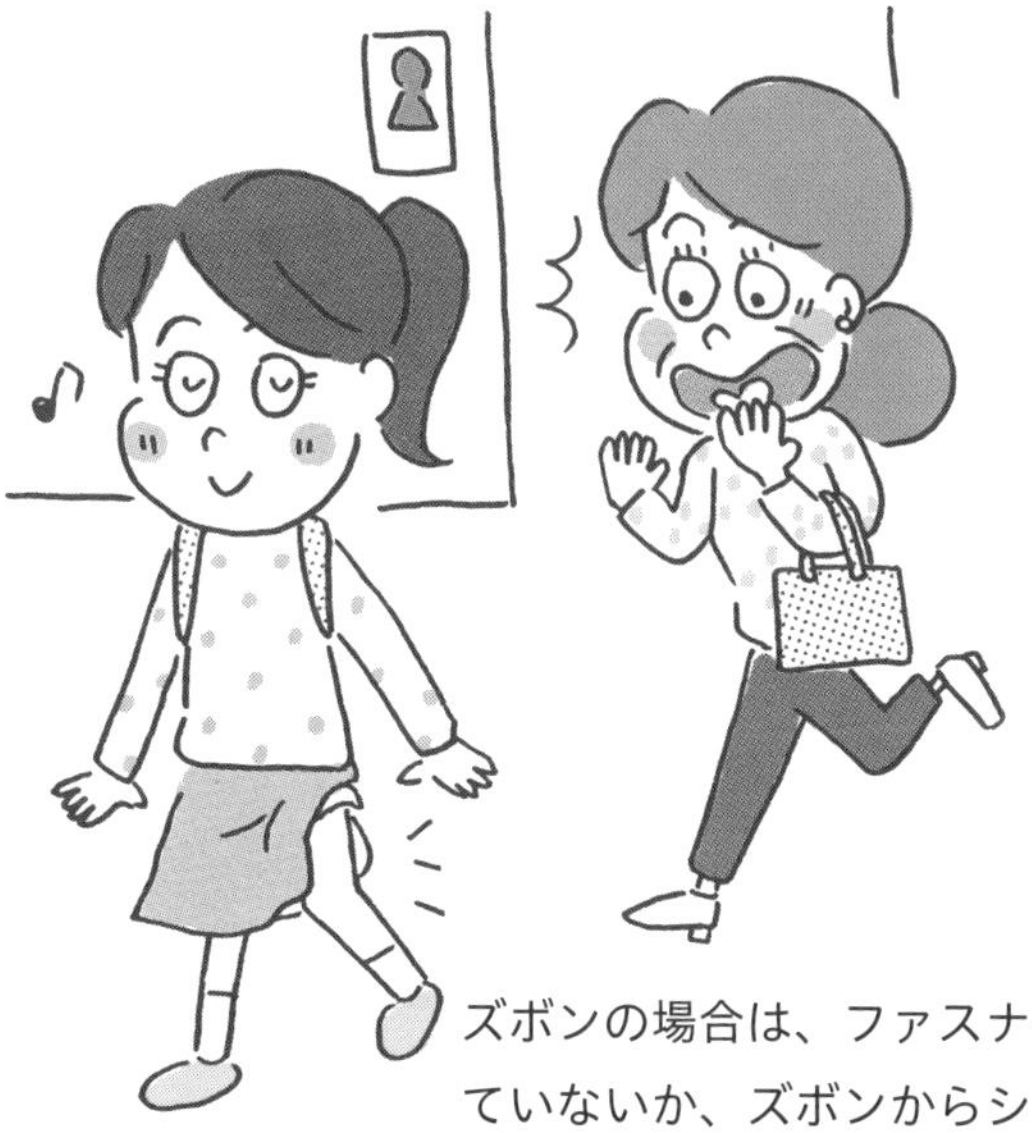

ズボンの場合は、ファスナーが開《ひら》いていないか、ズボンからシャツがはみ出ていないか確認《かくにん》します。スカートの場合は、すそがパンツの中に入っていないか注意《ちゅうい》します。

手を洗《あら》ったらハンカチでふく

手を洗《あら》った後は、その場で手を振《ふ》ったり、服《ふく》でふいたりせず、ハンカチかタオルできちんとふきましょう。

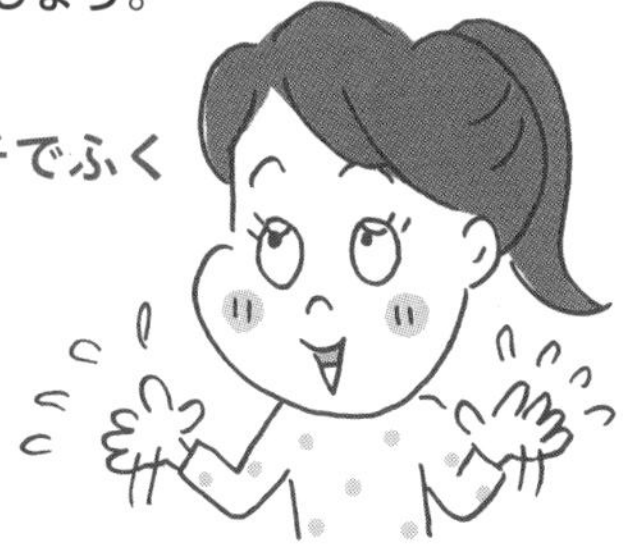

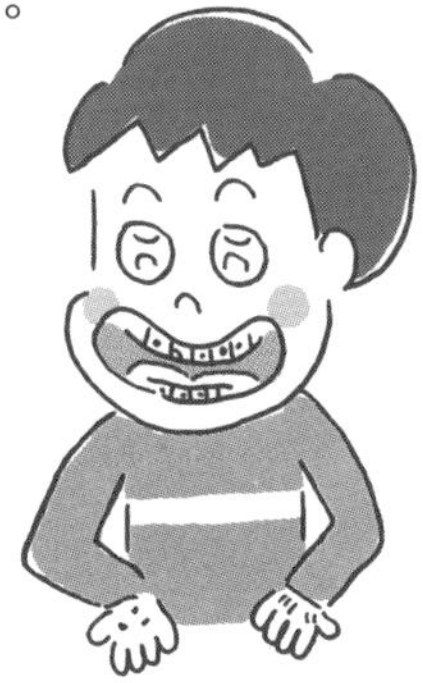

食事《しょくじ》の後は口や手をきれいに

口元や手に食べたものがついていることがあります。ティッシュで口元をふいたり、うがいや歯《は》みがき、手洗《あら》いをしたりして、きれいにします。

大人の方へ

お手本を見せてあげる

身だしなみやマナーは、言葉ではなく、写真や絵などで具体的にやり方を教えます。大人が、子どもの目の前でやって見せるのもよい方法です。

ほかにも

- 食《た》べ物《もの》を噛《か》んでいるときは、口の中を見せない（口を閉《と》じる）
- 人前で鼻《はな》をほじらない
- 人前でげっぷやおならをしない　　など

仲《なか》良《よ》くなるために、相手《あいて》の気持《き》ちを確認《かくにん》しよう

人それぞれ心地よさはちがう

からだにさわられたりすることへの感《かん》じ方《かた》は人それぞれです。どんなスキンシップならよいかは人によります。

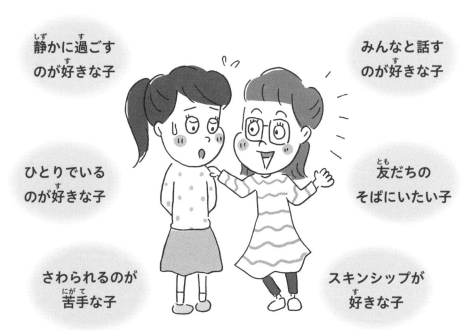

静《しず》かに過《す》ごすのが好《す》きな子

みんなと話すのが好《す》きな子

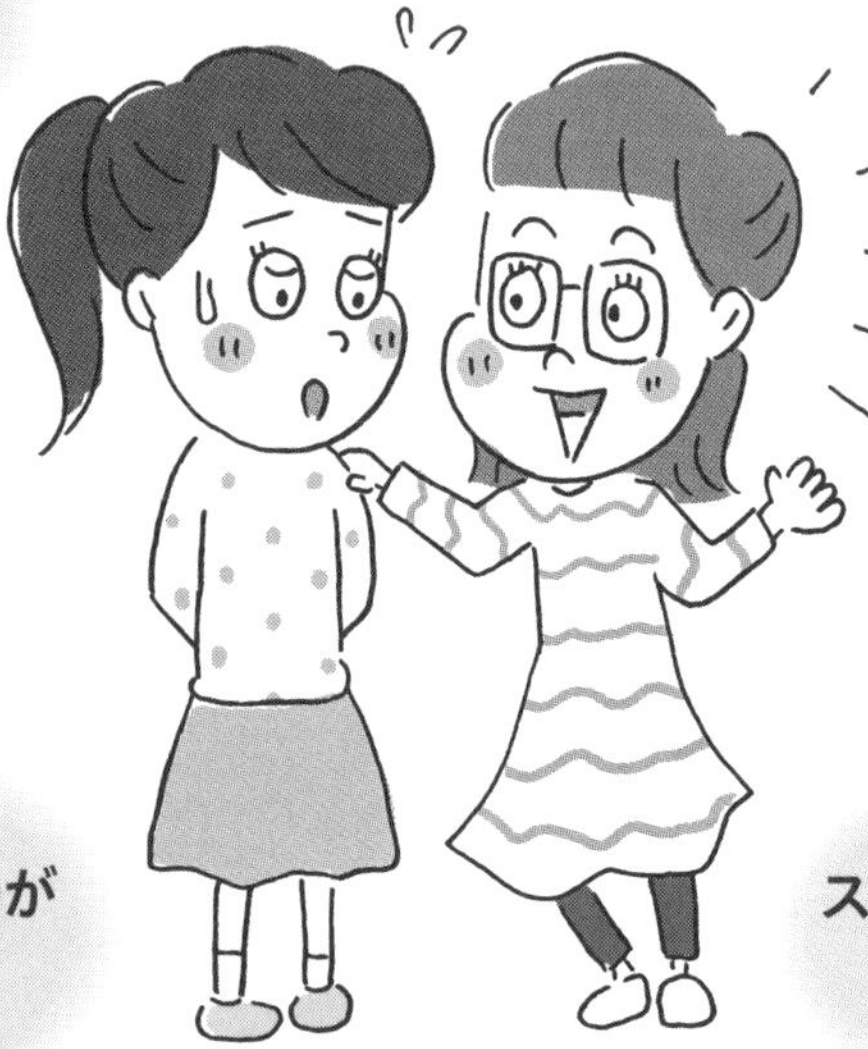

ひとりでいるのが好《す》きな子

友《とも》だちのそばにいたい子

さわられるのが苦手《にがて》な子

スキンシップが好《す》きな子

自分の気持《きも》ちだけにならないように

仲《なか》良《よ》くなりたいとき、相手《あいて》に近づきたい、手をつなぎたいという気持《きも》ちになることがあるでしょう。

でも、それはあなたの気持《きも》ちです。突然《とつぜん》からだをさわると、相手《あいて》を不安《ふあん》がらせることもあります。あなたが嫌《きら》いというのではなくて、からだをさわられるのがいやな子もいるのです。まずは相手《あいて》の気持《きも》ちを聞いてみましょう。

相手《あいて》と仲良《なかよ》くなるのには、時間がかかることもあります。自分のことを話したり、相手《あいて》の気持《きも》ちを聞いたりしながら、お互《たが》いのことをゆっくり知っていきましょう。

仲良《なかよ》くなりたい子に聞いてみよう

相手《あいて》に近づきたい、手をつなぎたいと思っても、ちょっと待《ま》って。その前に、相手《あいて》の気持《きも》ちを聞きましょう。

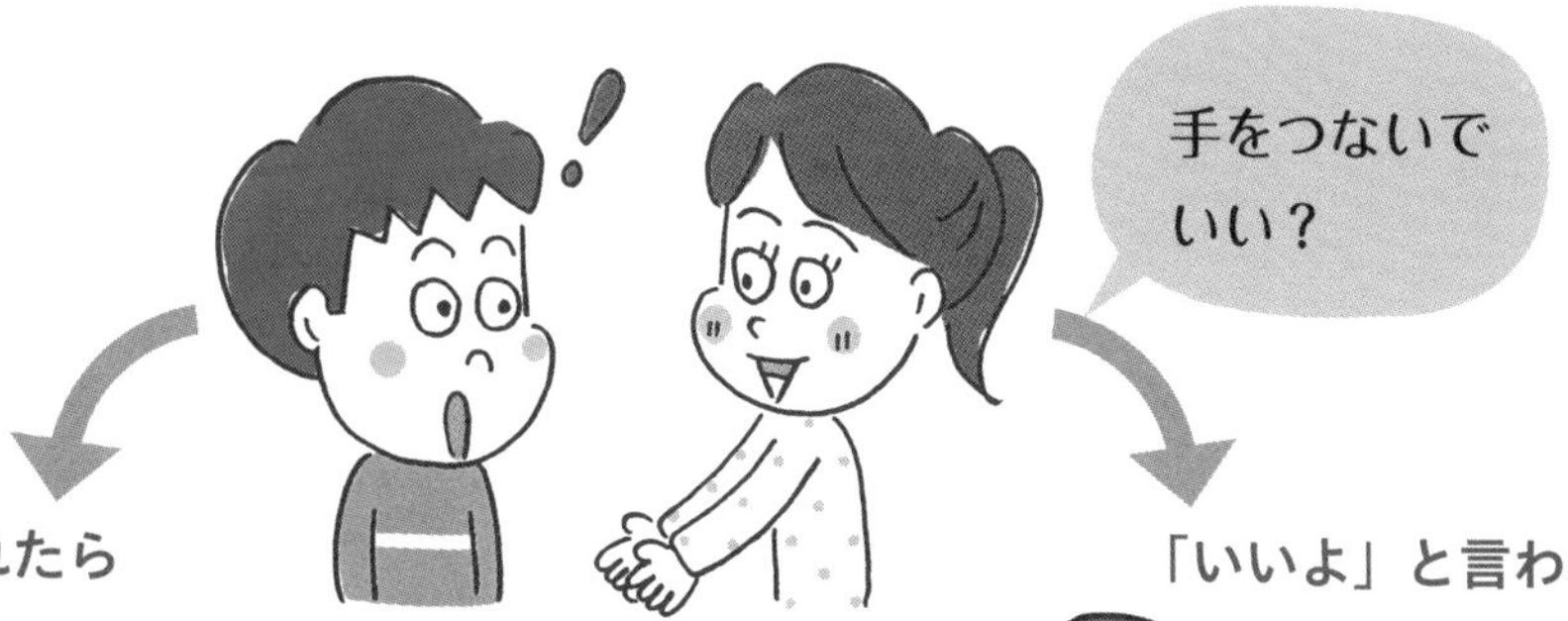

「いや」と言われたら

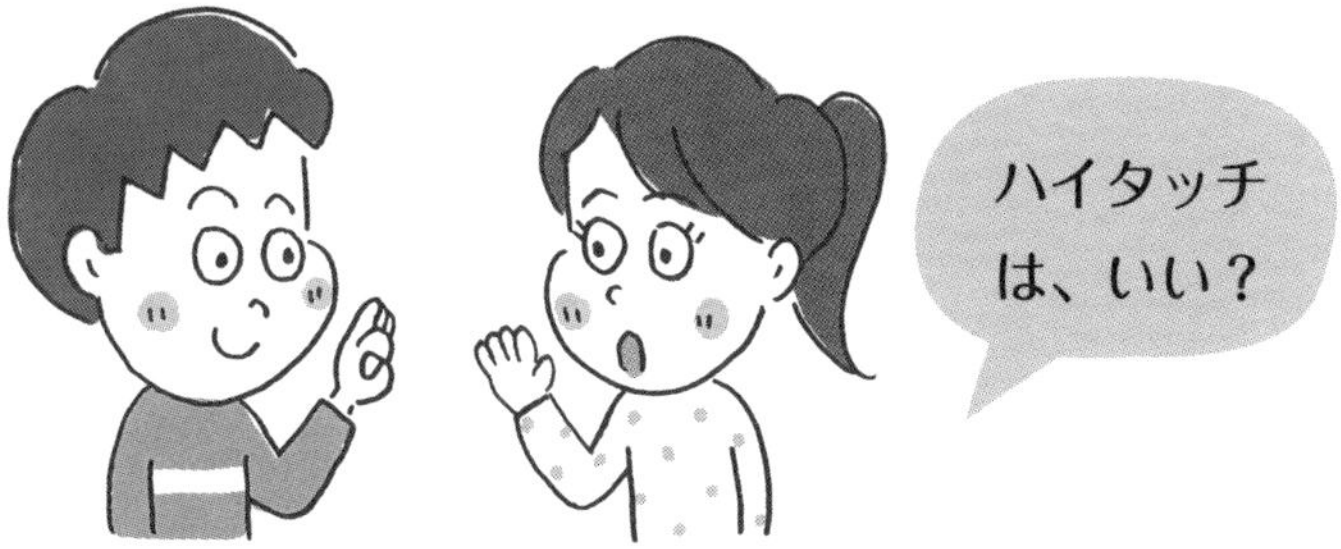

相手《あいて》が「いや」と言ったら、手はつなげません。かわりにどんなスキンシップならいいいか、相手《あいて》に聞いてみましょう。

「いいよ」と言われたら

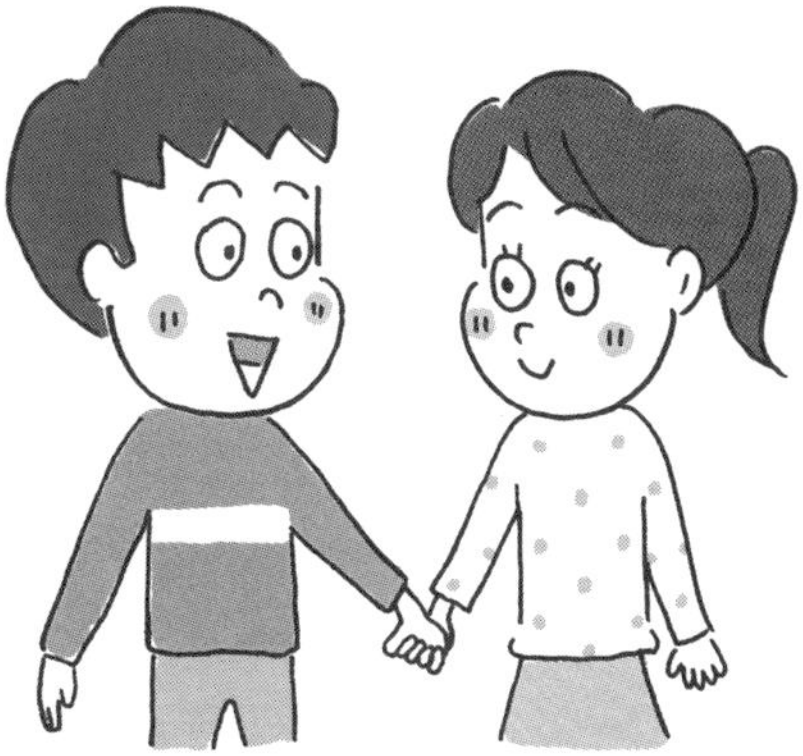

相手《あいて》が「いいよ」と言ったら、手をつなぎます。相手《あいて》が手をはなそうとしたら、自分も手をはなします。

大人の方へ

「相手に近づかない」という指導は子どもを苦しめる

状況に応じて適切なスキンシップをとるのが困難な子がいます。だからといって、「腕1本分離れる」「1m 離れる」などの物理的な距離をとらせるような指導では、だれにでも距離を置く子になりかねません。

物理的距離ではなく、適切なふれあい(→ P.60)をたくさん経験できるようにしましょう。

恋愛《れんあい》①

おつき合いってどうやってするの？

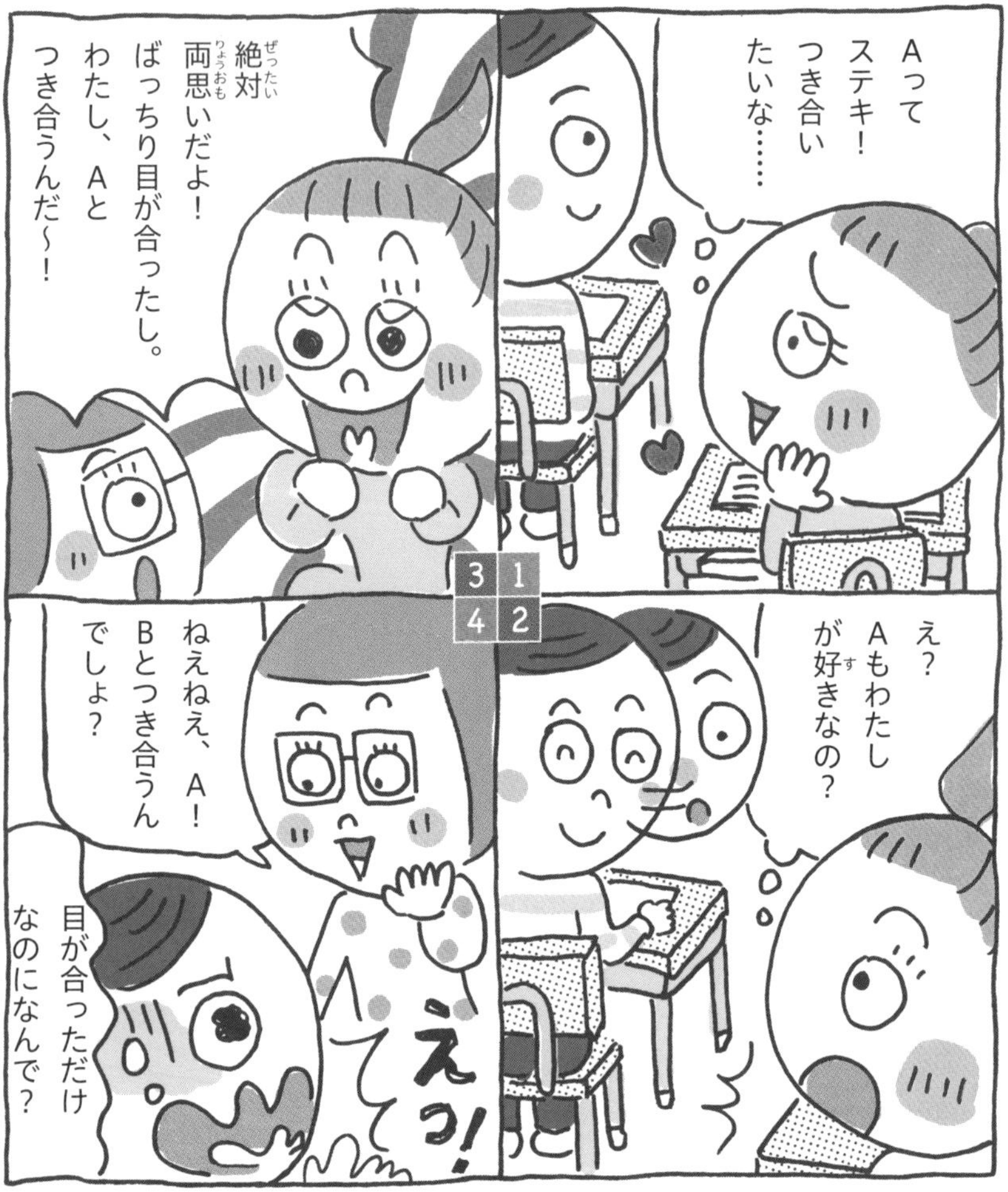
Aってステキ！つき合いたいな……
え？Aもわたしが好《す》きなの？
絶対《ぜったい》両思《りょうおも》いだよ！ばっちり目が合ったし。わたし、Aとつき合うんだ～！
ねえねえ、A！Bとつき合うんでしょ？
えっ！
目が合っただけなのになんで？

相手《あいて》の気持《きも》ちは確認《かくにん》しないといけないね！

好《す》きな人ができたら、うれしくて、気持《きも》ちがウキウキしてきます。緊張《きんちょう》しますが、まずはつき合いたいということを相手《あいて》に告白《こくはく》してみましょう。告白《こくはく》して、相手《あいて》からよい返事《へんじ》がもらえたら、おつき合いがはじまります。

気持《きも》ちをきちんと伝《つた》えよう！

おつき合いは、自分と相手《あいて》の気持《きも》ちが合ったときにはじまります。はじめに、お互《たが》いの気持《きも》ちを確認《かくにん》しましょう。

告白《こくはく》するとき

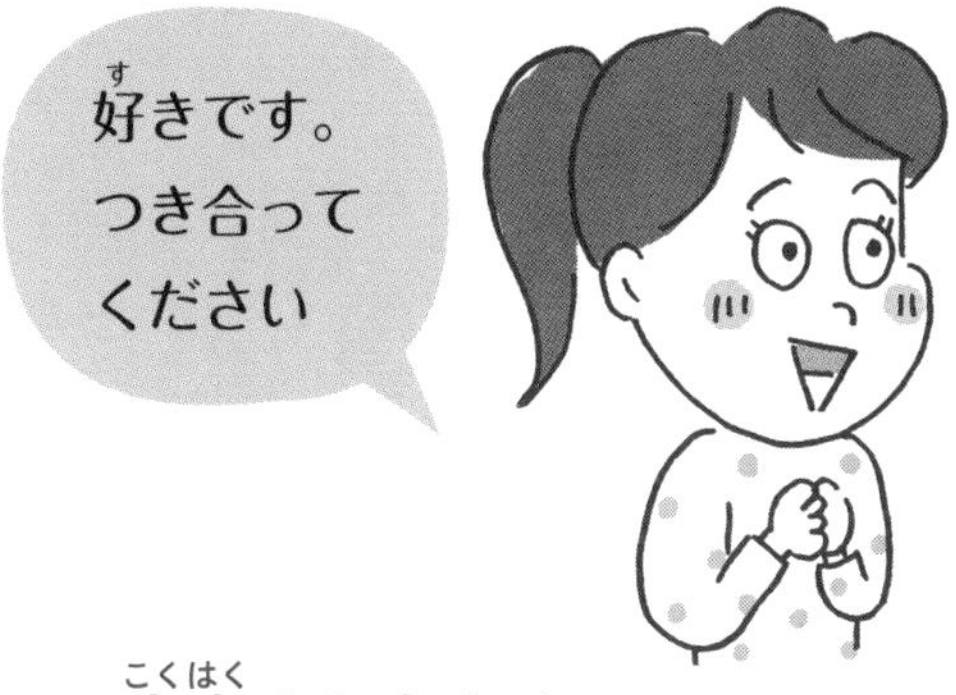

「うん」「いいよ」と言われたら

おつき合い成立《せいりつ》

デートをしたり、いっしょに勉強《べんきょう》したり。2人で楽しくいろいろな話をして、お互《たが》いのことを知っていきましょう。

「むり」「いやだ」と言われたら

おつき合いできない

相手《あいて》の気持《きも》ちを受《う》けいれて、あきらめます。しつこくつきまとってもいいことはありません。

告白《こくはく》されたとき

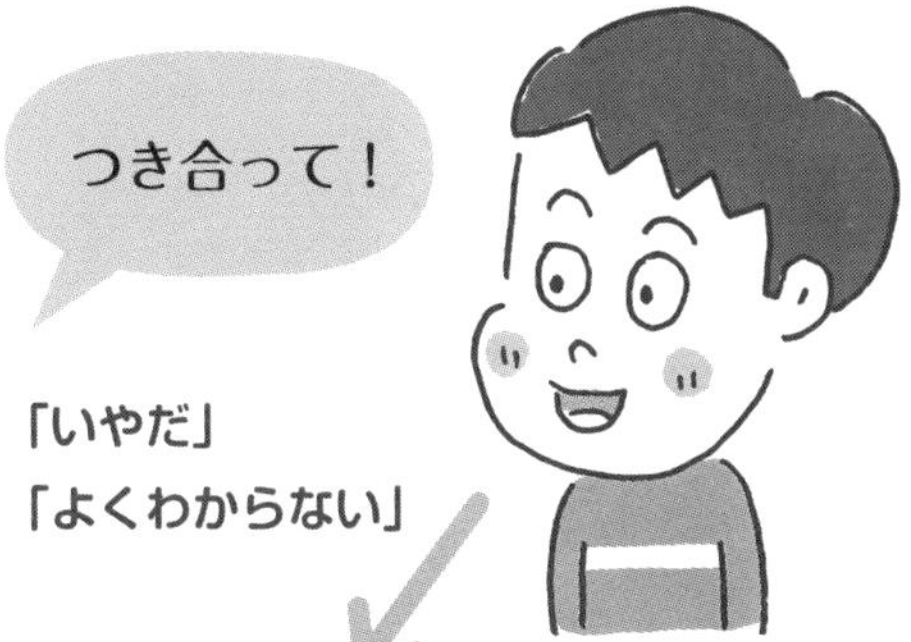

「うん」「いいよ」

おつき合いする

あなたも相手《あいて》を好《す》きなら、その気持《きも》ちを伝《つた》え、おつき合いをはじめましょう。

「いやだ」
「よくわからない」

おつき合いしない

あいまいな言い方をすると相手《あいて》に伝《つた》わらないので、はっきりと気持《きも》ちを伝《つた》えます。自分の気持《きも》ちがわからないときは、そのように伝《つた》え、返事《へんじ》を待《ま》ってもらいます。

自分の気持《きも》ち、相手《あいて》の気持《きも》ち、どちらも大切

好《す》きと思える人に出会えるのは、すばらしいことです。でも、その気持《きも》ちを相手《あいて》におしつけるものではありません。「こんなに好《す》きなのだから、相手《あいて》もわかってくれる」というのは、まちがった思《おも》い込《こ》みです。

相手《あいて》の気持《きも》ちをきちんと確認《かくにん》し、相手《あいて》の気持《きも》ちも自分の気持《きも》ちと同じくらい大切にします。

恋愛《れんあい》②

ふられても、自分の価値《かち》は変《か》わらない

どんなに好《す》きでも別《わか》れることがある

おつき合いは、お互《たが》いの気持《きも》ちが大事です。どちらかが「別《わか》れたい」と言ったら、おつき合いをつづけることはできません。

一度《いちど》はあなたのことを「好《す》き」と言ってくれた相手《あいて》でも、時間がたったり、状況《じょうきょう》が変《か》わったりすると、気持《きも》ちが変わることがあります。あなた自身《じしん》も、相手《あいて》のことを好《す》きではなくなるときがくるかもしれません。

むりやりおつき合いをつづけようと、暴力《ぼうりょく》やきつい言葉《ことば》で、相手《あいて》を思い通りにするのは、よい関係《かんけい》とはいえません。相手《あいて》の気持《きも》ちを受《う》け止《と》めましょう。

「ダメな自分」と思《おも》い込《こ》まないで

好《す》きな人にふられると、自分のことを否定《ひてい》されたように感《かん》じます。それは失恋《しつれん》のショックがそう感《かん》じさせているだけです。

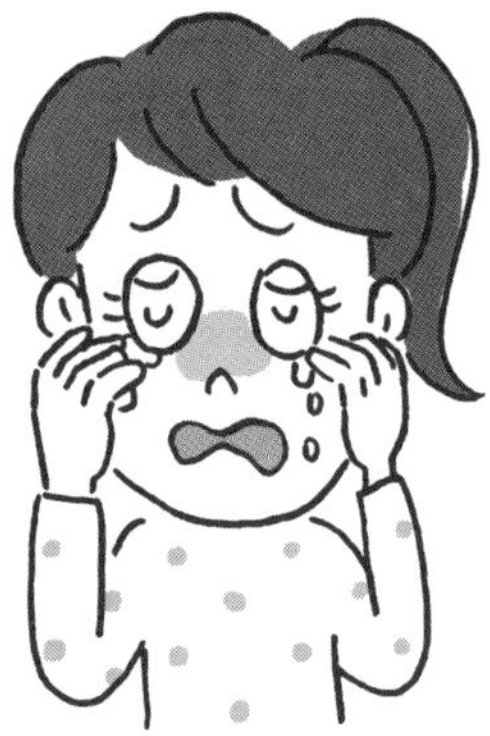

こう考えよう

〝つき合う〟ってことが、思ってたのとちがったのかも

こう考えよう

失恋《しつれん》（恋愛《れんあい》が終《お》わること）は多くの人が経験《けいけん》している

こう考えよう

悲《かな》しいけれどいい思い出になった

こう考えよう

自分のいいところを好《す》きになってくれる人がまた見つかる

いさぎよくあきらめて、次《つぎ》へ！

失恋《しつれん》したときはつらく悲《かな》しいけれど、失恋《しつれん》もひとつのいい経験《けいけん》です。次《つぎ》へと気持《きも》ちを切りかえれば、新しい恋《こい》が待《ま》っているかもしれません。

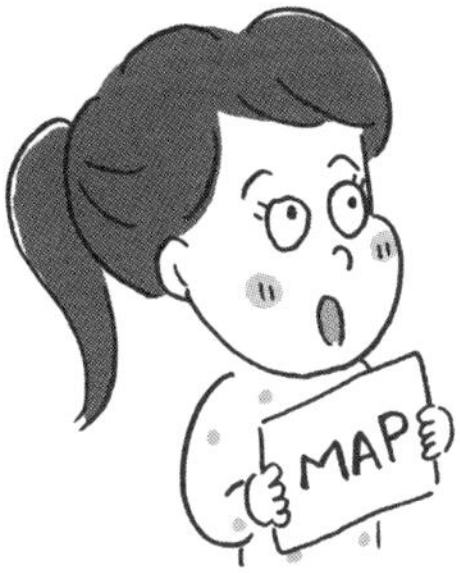

失恋《しつれん》をしたときに

別《わか》れたくない！

あきらめる

しつこくするときらわれる

別《わか》れたくない気持《きも》ちを何度《なんど》も伝《つた》えたり、待《ま》ちぶせしたりするのはやめましょう。相手《あいて》にきらわれてしまいます。

気持《きも》ちの整理《せいり》をしよう

54ページの例《れい》のように考えてあきらめましょう。失恋《しつれん》したことを日記などに書くと気持《きも》ちの整理《せいり》がしやすくなります。

相手《あいて》の気持《きも》ちはかんたんに変《か》わらない

相手《あいて》が「別《わか》れたい」と思ったら、その気持《きも》ちはすぐには変《か》わらないでしょう。

友《とも》だちと遊《あそ》ぼう

友《とも》だちに話したり、遊《あそ》んだりすることで、少しだけ悲《かな》しい気持《きも》ちをまぎらわすことができるかも。

苦《くる》しくなる

楽になる

行き止まり……？

また次《つぎ》の恋《こい》に出会うかも

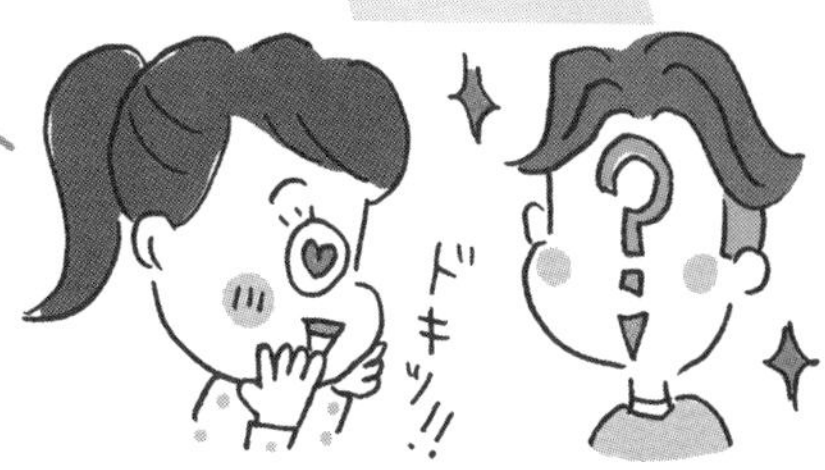

結婚《けっこん》は、してもしなくてもいい

結婚《けっこん》ってどんなことだろう？

　結婚《けっこん》とは、愛《あい》し合う２人が家族《かぞく》になるということです。人生の楽しいことや大変《たいへん》なことを２人で分かち合っていくのが結婚《けっこん》です。

愛《あい》し合《あ》う２人

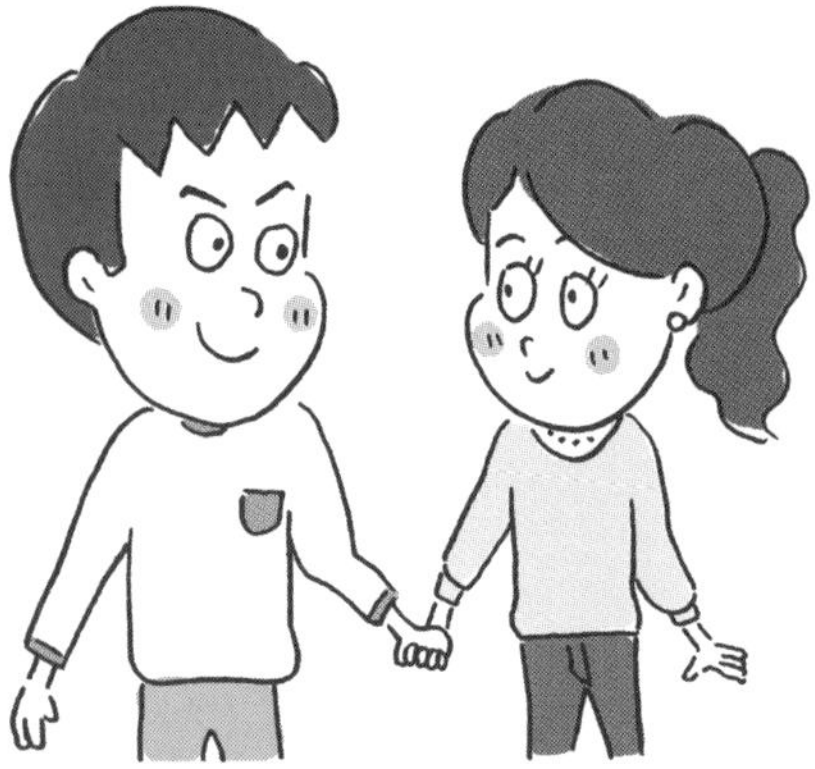

婚姻届《こんいんとどけ》を出す

役所《やくしょ》にある「婚姻届《こんいんとどけ》」という書類《しょるい》に２人の名前などを書き、ハンコを押《お》して提出《ていしゅつ》します（法律婚《ほうりつこん》）。

生活の準備《じゅんび》をする

住《す》むところや、生活するために必要《ひつよう》な家具《かぐ》、家電製品《かでんせいひん》、食器《しょっき》などをそろえます。結婚式《けっこんしき》をあげる人もいます。

結婚《けっこん》の前に「お試《ため》し」でいっしょに住《す》んでもいい

　いっしょに暮《く》らすのがどのようなものか、相手《あいて》と生活スタイルが合うかを試《ため》すために、結婚《けっこん》前《まえ》にいっしょに暮《く》らすことがあります。これを同せいといいます。

2人で暮《く》らす

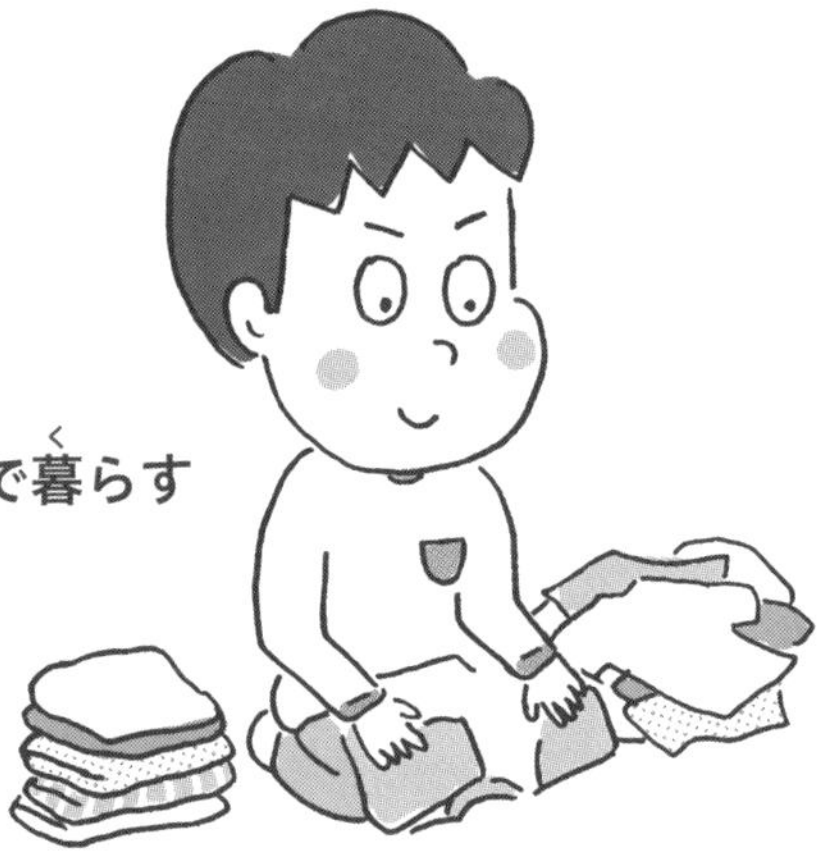

洗《せん》たく、掃除《そうじ》、食事《しょくじ》の準備《じゅんび》などの家事《かじ》を、２人で分担《ぶんたん》します。子どもを持《も》つか、持《も》たないかということも話し合って決《き》めていきます。

いろんな結婚《けっこん》のかたちがある

法律《ほうりつ》で認《みと》められた結婚《けっこん》だけが、結婚《けっこん》のかたちではありません。
どのような結婚《けっこん》のかたちを選《えら》ぶかは、それぞれの考え方によります。

事実婚《じじつこん》

婚姻届《こんいんとどけ》を出さないで、結《けっ》婚生活《こんせいかつ》をはじめることです。事実上《じじつじょう》の夫婦関係《ふうふかんけい》があることをいいます。

法律婚《ほうりつこん》（日本の法律《ほうりつ》で決《き》まっているかたち）

日本の法律《ほうりつ》では、18 歳以上《さいいじょう》の男性《だんせい》と女性《じょせい》のカップルに結婚《けっこん》が認《みと》められています。

別居婚《べっきょこん》

別々《べつべつ》のところで暮《く》らしながら、結婚生活《けっこんせいかつ》をつづけることです。

同性婚《どうせいこん》

同性同士《どうせいどうし》の結婚《けっこん》です。一部《いちぶ》の自治体《じちたい》では、法律上《ほうりつじょう》の結婚《けっこん》と同じと認《みと》める〝同性《どうせい》パートナーシップ制度《せいど》〟があります。

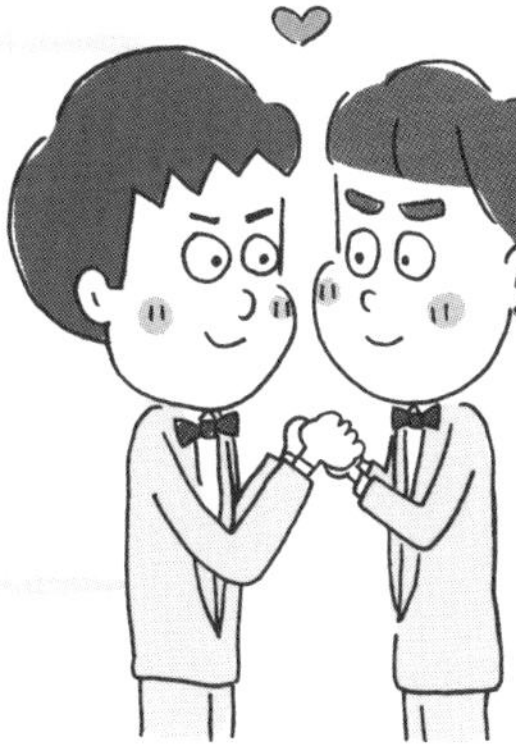

結婚《けっこん》はゴールじゃない

恋愛《れんあい》の相手《あいて》とは結婚《けっこん》しなくてはいけないと考える人もいるでしょう。けれど、おつき合いが長くつづいたからといって、その相手と必《かなら》ず結婚《けっこん》するわけではありません。結婚《けっこん》するかしないかは、そのときの二人の気持《きも》ちや状況《じょうきょう》によって決《き》めます。

結婚《けっこん》を決《き》める前に、生活にかかるお金をどうするか、家事《かじ》をどう助《たす》け合っていくか、子どもを持《も》つ場合、子育《こそだ》てはどうするかなど、現実的《げんじつてき》なことをたくさん考えておかなければなりません。

お互《たが》いの気持《きも》ちを確認《かくにん》し合ったうえで、それでもいっしょに生きていきたい気持《きも》ちがあれば結婚《けっこん》します。

結婚《けっこん》する前にいっしょに暮《く》らしてみて、結婚《けっこん》するかどうかを考えることも、ひとつの方法《ほうほう》です。

大人の方へ

恋する気持ちを否定しないで

問題にばかり目を向けないで

人間関係をうまくつくれないから恋愛はできないということはありません。年ごろになると、好きな人ができたり、性的なかかわりを求めたりするようになります。

人への接し方がわからないために、相手に近づきすぎたり、いきなりからだにさわったりという行動がみられるようになると、つい人との接触を避けさせたくなるかもしれません。

しかし、問題にばかりに目を向けるのではなく、子どもに「人を好きになる力」が育ってきたことを、喜びましょう。

適切なふれあいを学ばせる

人を好きになることは、人と前向きにかかわっていく力になります。人にふれることを禁止するのではなく、どういう状況で、どういう相手に、どんな方法ならいいか、適切なかかわり方を学ばせましょう。

おつき合いがはじまれば、性的な欲求が出てくることもあります。相手との接し方がわからない子どもには、相手の気持ちを確認しながら、いい関係を築く方法や、お互いのからだにふれあうときの気持ちの確認などを学ばせていきます。

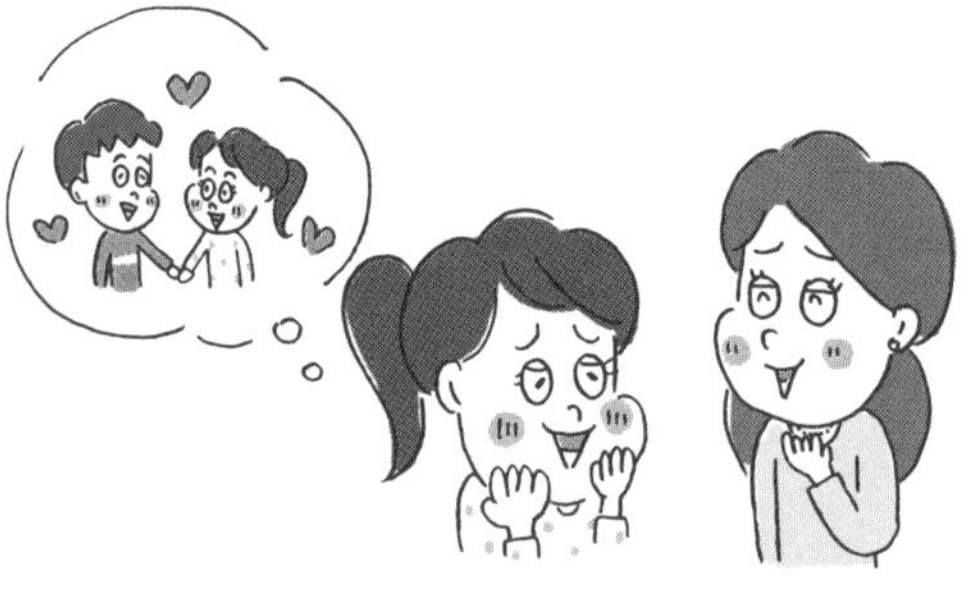

子どもの気持ちを受け止めましょう。大人が思うより、子どもは純心なかかわりを求めているかもしれません。

3

好《す》きな人に
ふれてみたい

「好《す》き」という気持《きも》ちを伝《つた》えたかったり、
うれしい気持《きも》ちになったりしたときに、
「相手《あいて》にふれたい」と思うことがあります。
ただし、からだにふれるときには、
相手《あいて》の気持《きも》ちを確認《かくにん》してからにしましょう。

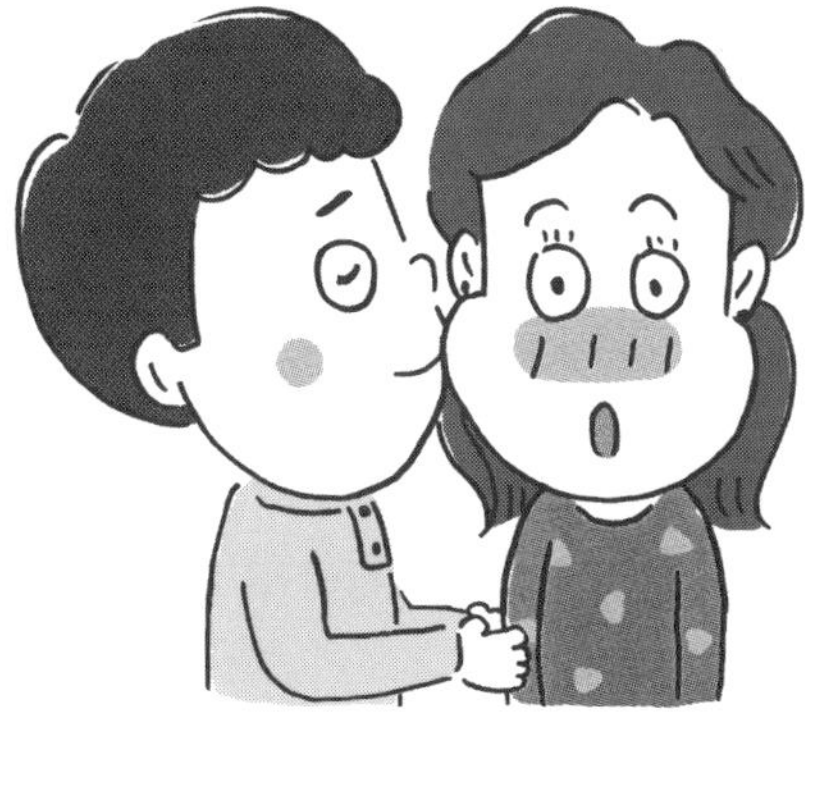

手をつなぐ、ハグ、キス……どこまでしていいの？

ふれあいの段階《だんかい》

相手《あいて》との関係《かんけい》によってふれあい方は変《か》わります。数字《すうじ》が大きくなるほど親密《しんみつ》なふれあいになり、親密《しんみつ》なふれあいになるほど、よりていねいな「同意《どうい》」の確認《かくにん》が必要《ひつよう》です。

1 手から手

あくしゅや手をつなぐこと。いきなりではなく同《どう》意《い》をとりましょう。

2 腕《うで》から肩《かた》

肩《かた》に手を回すなど。いきなりではなく同意《どうい》をとりましょう。

3 腕《うで》から腰《こし》

相手《あいて》の腰《こし》に手を回すなど。いきなりではなく同意《どうい》をとりましょう。

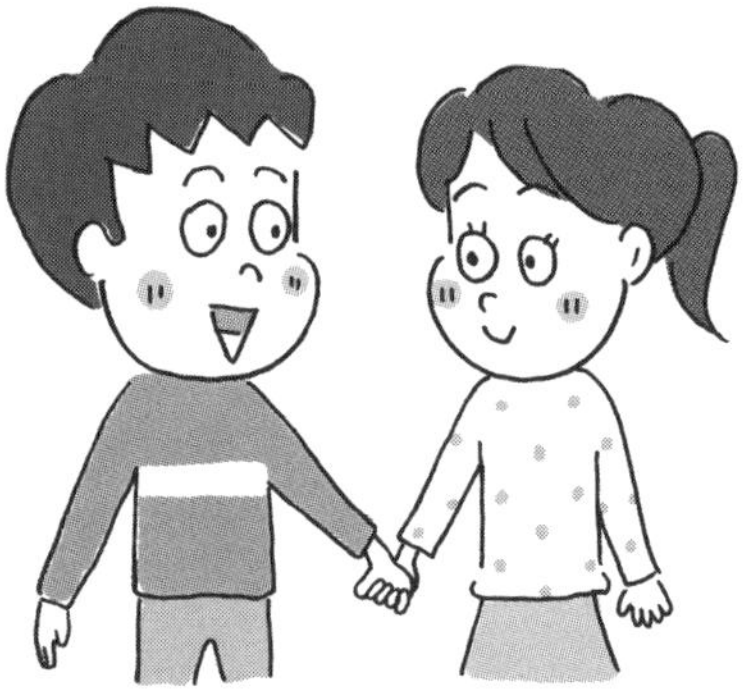

どこまでするかは同意《どうい》をとって決《き》める

好《す》きな相手《あいて》と、ハイタッチやハグ、キス、セックスなど、ふれあいたくなることがあります。「このふれあいはＯＫだけど、これはいや」や「昨日《きのう》はハグやキスをしたけれど、今日はしたくない」など、そのときの相手《あいて》や状況《じょうきょう》によってもふれあい方はちがってきます。恋人《こいびと》どうしでもからだのふれあいが苦手《にがて》な人もいます。

自分の気《き》持《も》ちを伝えると同時に、相手《あいて》の気《き》持《も》ちも確認《かくにん》し、「同《どう》意《い》」ができたときにふれあいます。

ふれあいはお互《たが》いが幸《しあわ》せな気《き》持《も》ちになるものなので、おどしたりしてむりやりするのは暴力《ぼうりょく》です。

4 口から口

キスのこと。するときは同意《どうい》をとります。

5 手から頭

頭をなでるなど。相手《あいて》の同意《どうい》をとります。

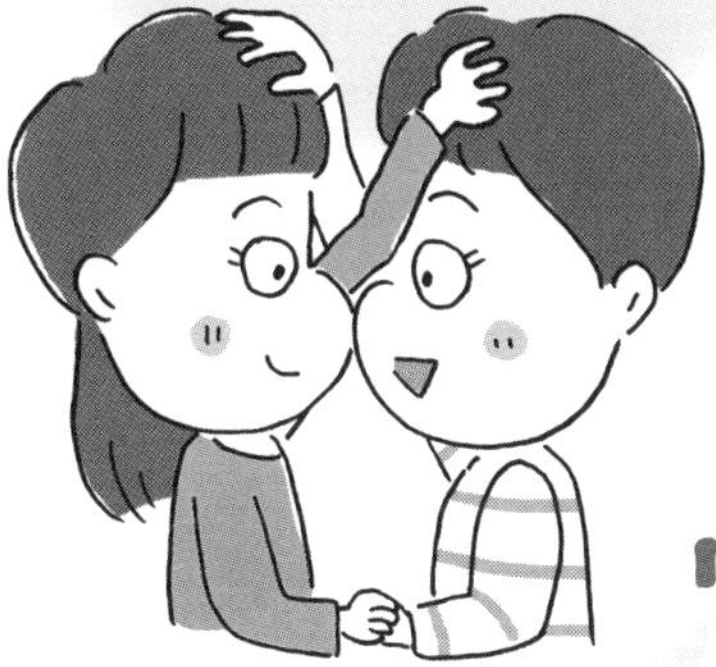

6 手からからだ

お互《たが》いのからだをさわり合うこと。さわられてもよい部分《ぶぶん》は人それぞれちがうので、同意《どうい》をとります。

7 口から胸《むね》

相手《あいて》の胸《むね》にキスするなど。相手《あいて》の同意《どうい》をとります。

すべてのふれあいは「同意《どうい》」が必要《ひつよう》です。性的同意《せいてきどうい》のとり方はP.66を見てください。

8 手から性器《せいき》

相手《あいて》の性器《せいき》に手でふれるなど。お互《たが》いに同意《どうい》をとったうえでします。

9 性器《せいき》から性器《せいき》

セックスのこと。お互《たが》いに同意《どうい》をとったうえでします。

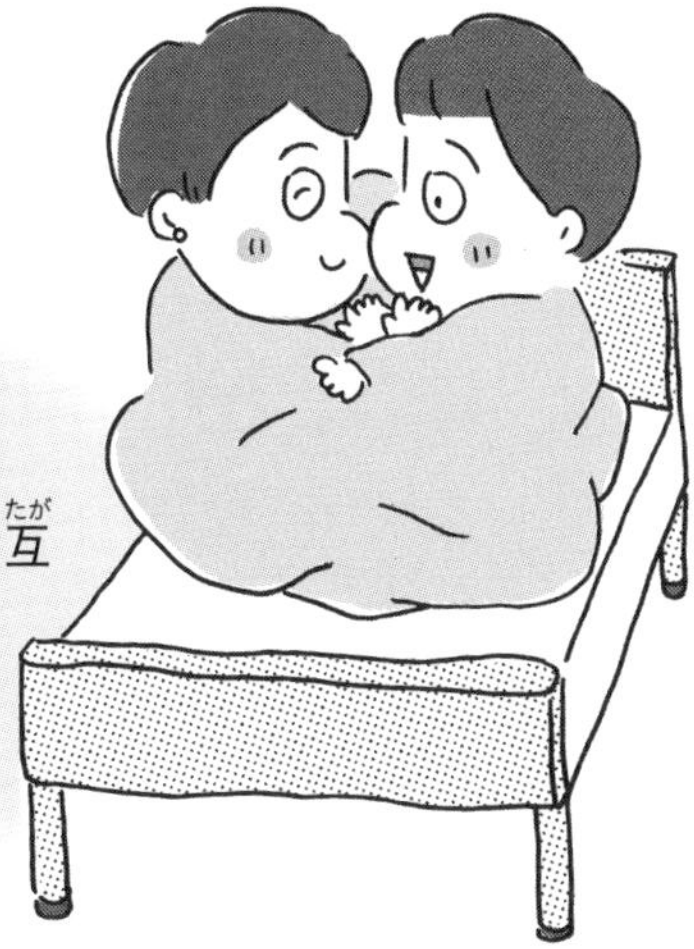

セックスってなに? どんなこと?

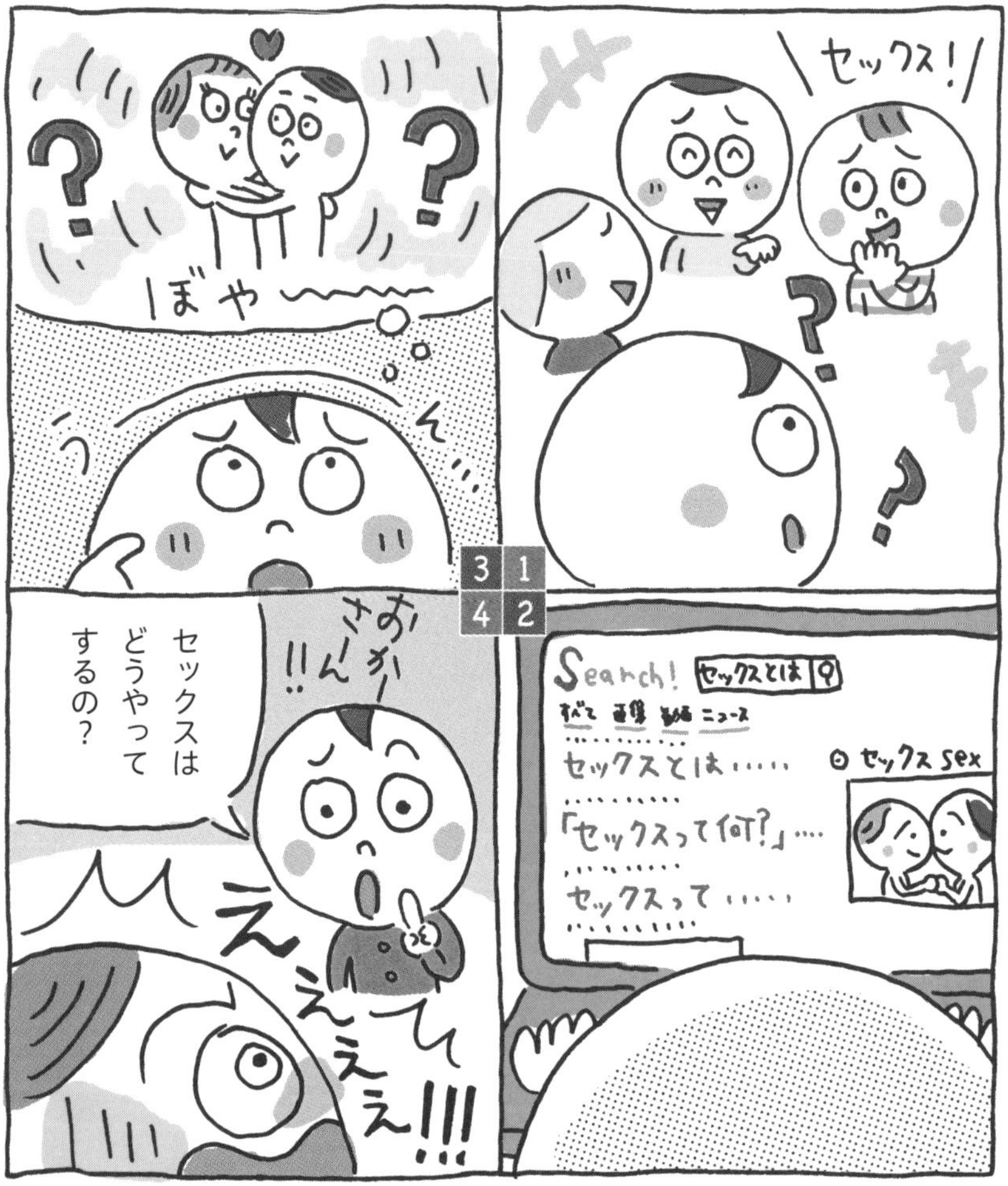
セックス!
Search!
セックスとは
セックスとは……
「セックスって何?」……
セックスって……
セックス sex
ぼや〜〜
う
ん…
おかーさーん!!
セックスはどうやってするの?
えええええ!!!

好《す》きな人どうしが性器《せいき》にふれあったりすることだよ

セックスはおもにお互《たが》いの愛《あい》情《じょう》を確《たし》かめ合う行為《こうい》で、お互《たが》いがしてもよいと思ったときにします。セックスにはいろいろな方法《ほうほう》がありますが、男《だん》性《せい》のペニスを女性《じょせい》のちつの中に入れる「ちつ性交《せいこう》」では妊《にん》娠《しん》することがあります。

3 精子《せいし》は、卵子《らんし》を求《もと》めて子宮《しきゅう》の奥《おく》のほうへ

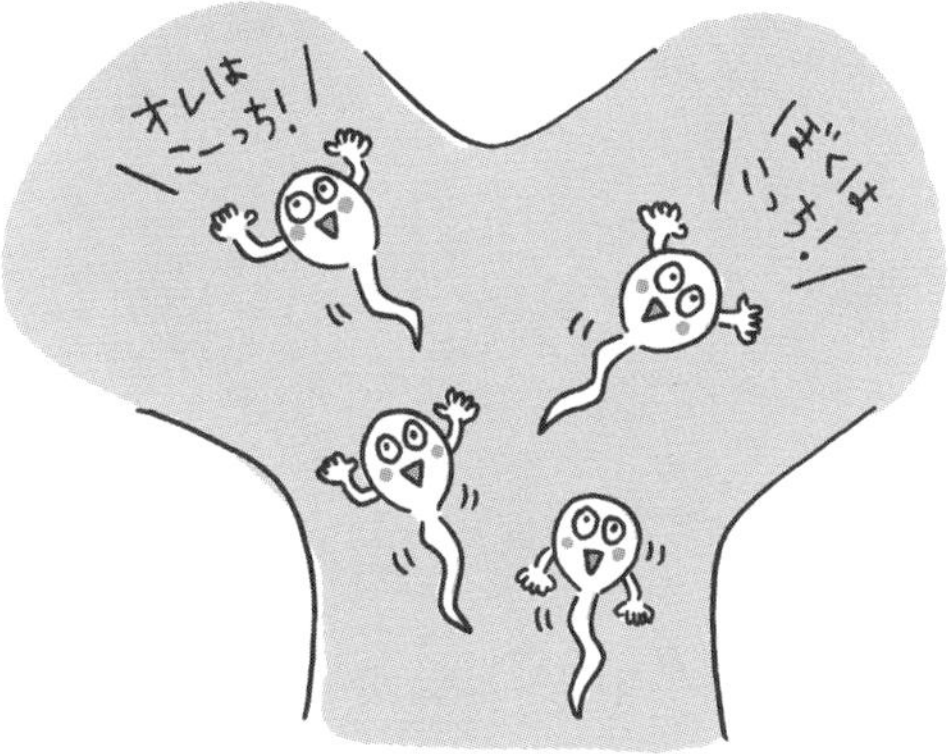

精子《せいし》は、卵子《らんし》と出会うために、子宮《しきゅう》の奥《おく》の卵管《らんかん》のほうへと泳《およ》いでいきます。

4 精子《せいし》が卵子《らんし》と出会うと赤ちゃんのたまごになる

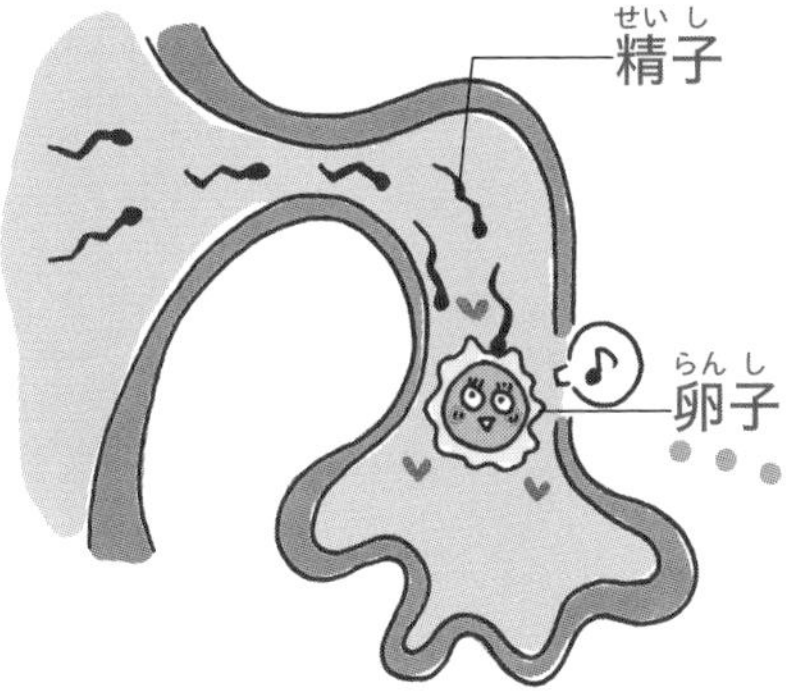

精子《せいし》が卵子《らんし》に出会うと、1つの精《せい》子《し》が卵子《らんし》の中に入《はい》り込《こ》み、受精卵《じゅせいらん》（赤ちゃんのたまご）となります。

5 受精卵《じゅせいらん》は、子宮《しきゅう》へ移動《いどう》する

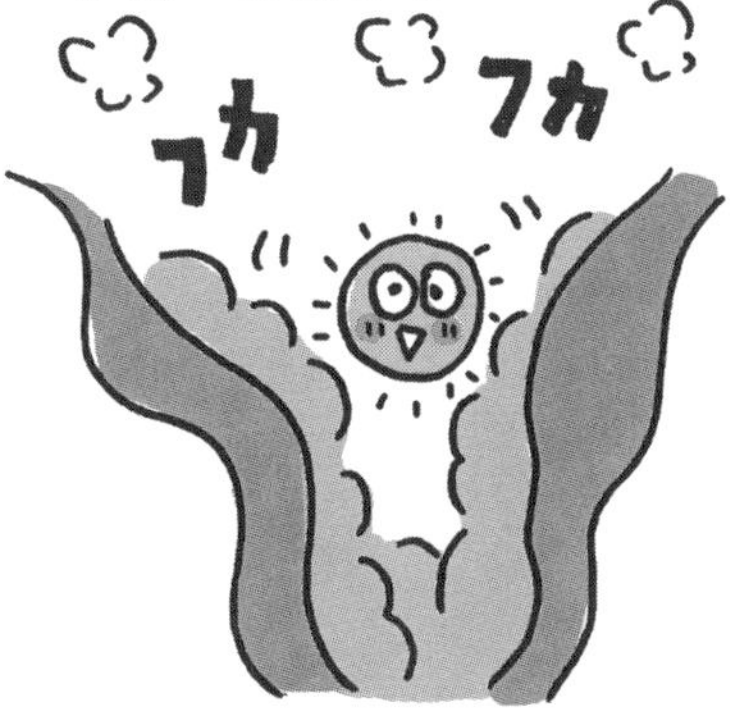

子宮《しきゅう》のかべ（内膜《ないまく》）は厚《あつ》くなり、受精卵《じゅせいらん》をむかえる準備《じゅんび》をします。受精卵《じゅせいらん》は、ゆっくり子宮《しきゅう》へと移動《いどう》します。

6 妊娠《にんしん》した

受精卵《じゅせいらん》が子宮《しきゅう》のかべにしっかりとくっつきます（着床《ちゃくしょう》）。これが妊《にん》娠《しん》したということで、長い時間をかけて赤ちゃんが育《そだ》っていきます。

セックスの前に必《かなら》ず相手《あいて》の気持《きも》ちを聞こう

むりやりのセックスは暴力《ぼうりょく》になる

恋人《こいびと》どうしはセックスするもの、というわけではありません。まず、自分はどうしたいのか考えましょう。そして、相手《あいて》の気持《きも》ちもたずね、二人がしたいと思ったときにだけセックスをします。

気分や体調《たいちょう》などで、セックスをしたくない日もあるので、毎回お互《たが》いの気持《き》ち《も》を確《たし》かめます。これを性的同意《せいてきどうい》といいます。たとえセックスを断《ことわ》られても、きらわれたわけではありません。むりやりするのは、暴力《ぼうりょく》と同じことです。

お互《たが》いの気持《きも》ちを大切にできる関係《かんけい》が、いい関係《かんけい》です。

性的同意《せいてきどうい》はこうやってとる

セックスをしてもいいか、どんなことならいいか、どこでならいいか、「こうしたい」という自分の気持《きも》ちを伝《つた》え、相手《あいて》の返事《へんじ》を待《ま》ちます。

＼相手《あいて》に聞くとき／

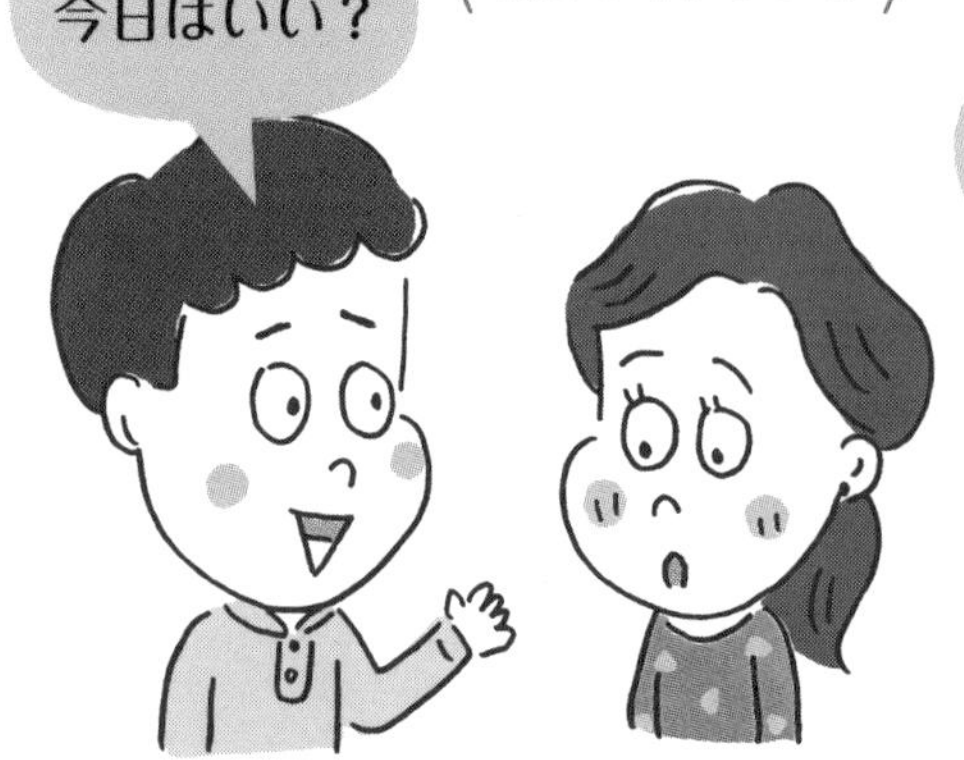

「キスしてもいい？」「セックスしてもいい？」など自分の気持《きも》ちを伝《つた》えます。このとき、大きな声でおどしたり、暴力《ぼうりょく》をふるってむりやり「いいよ」と言わせたりしてはいけません。

＼聞かれたとき／

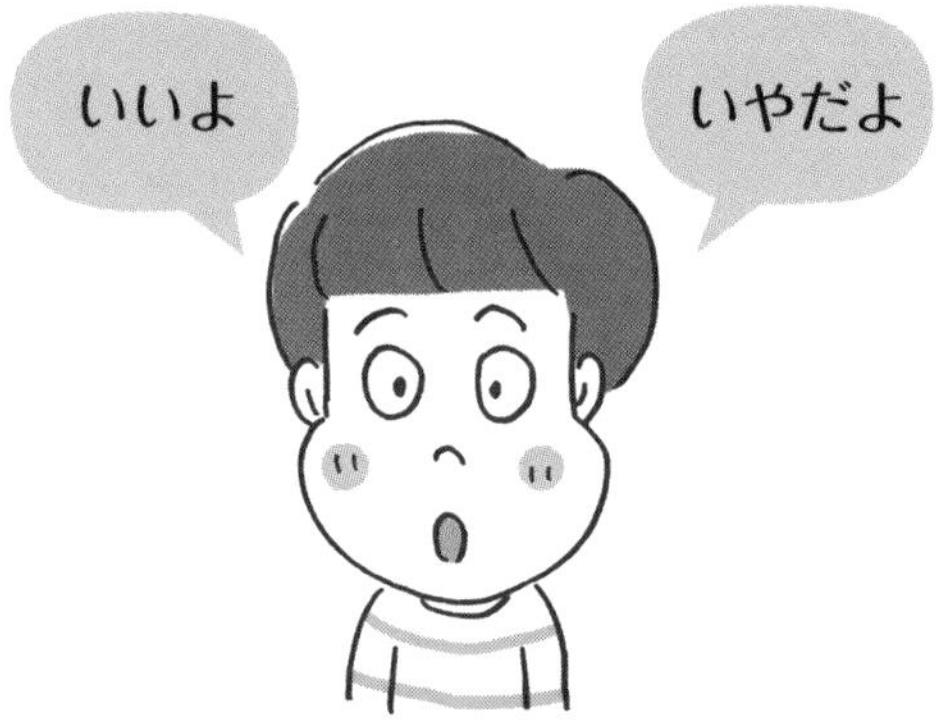

してもいいときは「いいよ」、いやなときは「いや」とはっきり言います。わからないときは、「わからないから、今日はやめておこう」と言いましょう。

いい？ だめ？ どっちかな？

「今日はいいだろう」と勝手《かって》な思《おも》い込《こ》みをしていませんか。
相手《あいて》の気持《きも》ちは、言葉《ことば》で確《たし》かめないとわからないものです。

ケース 1 相手《あいて》の家に行った。セックスしていいってこと？

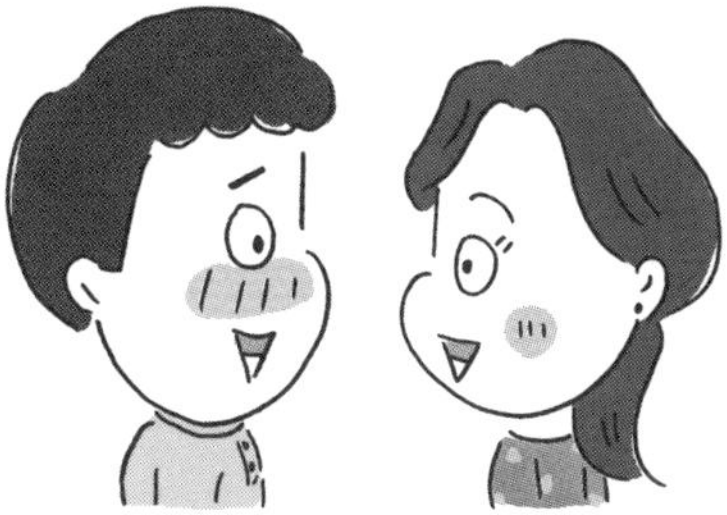

A 家に招《まね》いたからといって、セックスしてもいいということではありません。相手《あいて》の気持《きも》ちを確《たし》かめます。

ケース 2 相手《あいて》が返事《へんじ》をしなかったのは、「いいよ」のサイン？

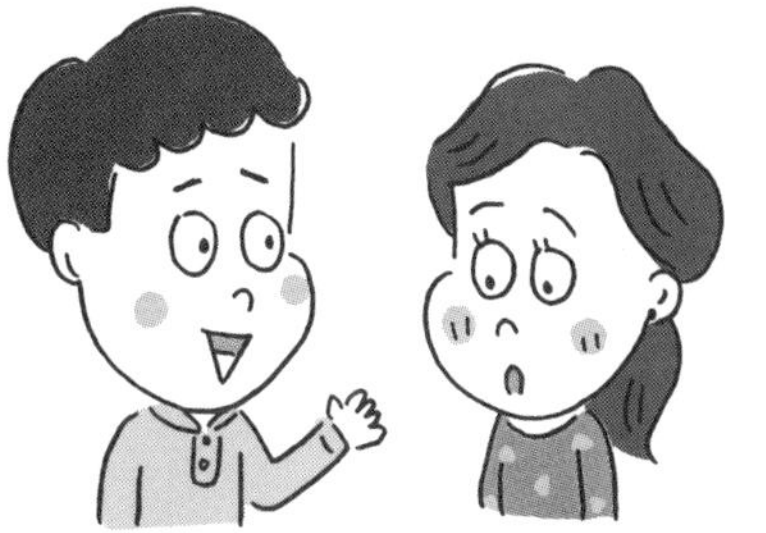

A 自分の気持《きも》ちがわからず、答えられなかったのかも。相手《あいて》からはっきりと「いいよ」と聞けるまで、待《ま》ってみましょう。

ケース 3 ハグやキスをした。セックスもしていい？

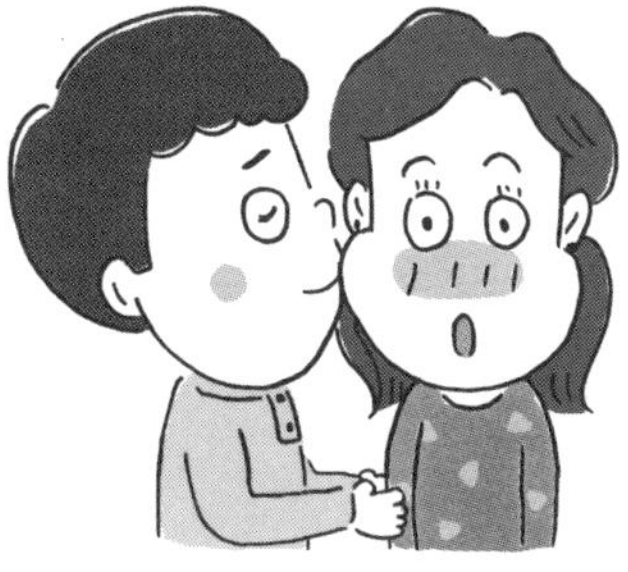

A ハグやキスはよくても、セックスはまだしたくないという人もいます。相手《あいて》の気持《きも》ちを聞いてみましょう。

ケース 4 この間セックスをした。今日もしていい？

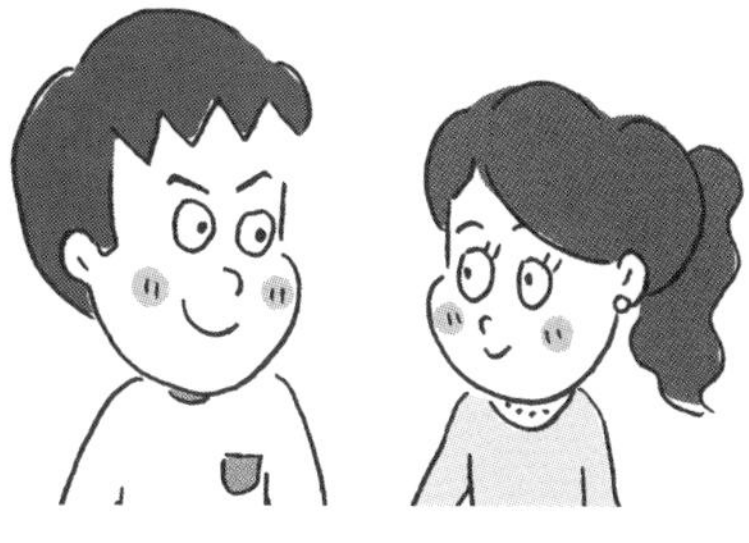

A 今日はセックスをする気分じゃないかもしれません。毎回必《かなら》ずお互《たが》いの気持《きも》ちを確《たし》かめ合《あ》いましょう。

避妊《ひにん》①

セックスをするときは、「避妊《ひにん》」が必要《ひつよう》

妊娠《にんしん》したくないときは避妊《ひにん》をする

好《す》きという気持《きも》ちが高まって、セックスをしたいと思うのは自然《しぜん》なことです。けれど、セックスをすれば妊娠《にんしん》することがあると知っておきましょう。

ペニスをちつに入れて射精《しゃせい》するのは、妊娠《にんしん》する行為《こうい》です。はじめてのセックスでも、一回のセックスでも妊娠《にんしん》することがあります。

今、妊娠《にんしん》してもいいか考え、妊《にん》娠《しん》したくない人は、「避妊《ひにん》」をする必要《ひつよう》があります。避妊《ひにん》とは、妊《にん》娠《しん》しないようにすることで、ペニスにコンドームをつける、ピル(おもに低用量《ていようりょう》ピル)という薬《くすり》を女性《じょせい》がのむなどの方法《ほうほう》があります。

避妊《ひにん》の方法《ほうほう》を知っておこう

避妊《ひにん》には、男性《だんせい》がするものと、女性《じょせい》がするものがあります。相《あい》手《て》に任《まか》せきりにするのではなく、2人で話し合って決《き》めましょう。

	使《つか》い方《かた》	どこで手に入るか
コンドーム	ぼっ起《き》した男性《だんせい》のペニスにかぶせて使《つか》う。ちつにペニスを入れる前につける。	● 薬局《やっきょく》 ● コンビニエンスストアやスーパーマーケット ● インターネット通販《つうはん》など
低用量《ていようりょう》ピル	毎日、決《き》められた時間に女性《じょせい》がのむ。 これを21日、または28日つづける。	産婦人科《さんふじんか》を受診《じゅしん》して処方《しょほう》してもらう。

※ほかにのんでいる薬《くすり》がある場合など、「低用量《ていようりょう》ピル」が使《つか》えないことがあります。ほかの方法《ほうほう》を試《ため》すことができるので、産婦人科《さんふじんか》の医師《いし》に相談《そうだん》してください。

安全《あんぜん》なセックスのマナー

望《のぞ》まない妊娠《にんしん》を避《さ》け、相手《あいて》をきずつけないようにするには、2人が気持《きも》ちを確《たし》かめ合《あ》ってから行うことが大切です。

1 妊娠《にんしん》したくないときは避妊《ひにん》する

コンドームを必《かなら》ず使《つか》います。ピルものんでいればより安全《あんぜん》です。

「気持《きも》ちよくないからコンドームはつけない」や「射精《しゃせい》の前にぬくから大丈夫《だいじょうぶ》」など避妊《ひにん》に協《きょう》力《りょく》しないのは暴力《ぼうりょく》と同じ！

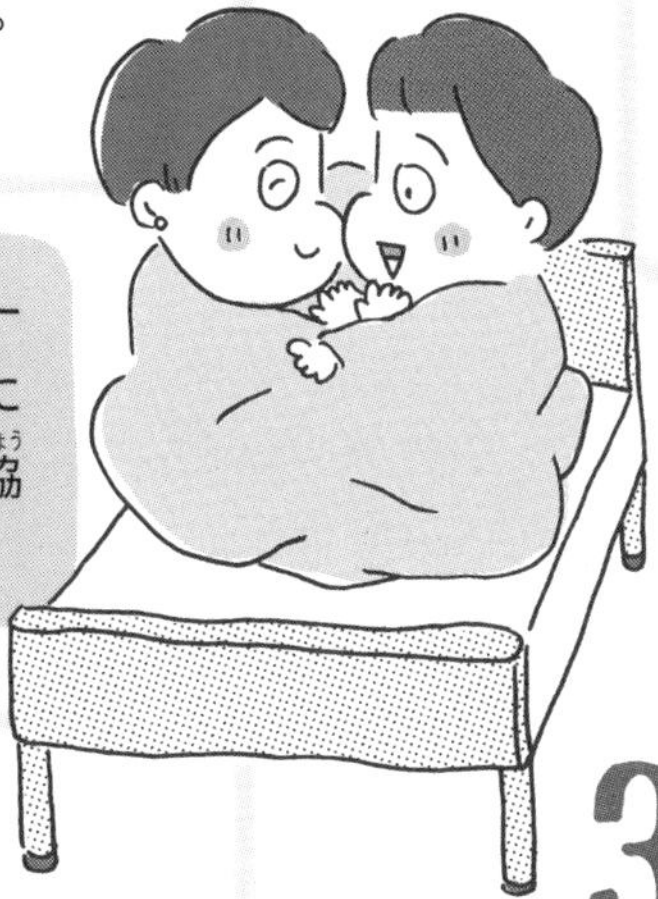

2 相手《あいて》の気持《きも》ちを確認《かくにん》

キスやセックスをする前に、してもいいかを相手《あいて》に聞いて、「いいよ」と言われたらするようにします。

3 からだをきずつけるようなことはしない

相手《あいて》がいやがったり、痛《いた》がったりしていないか常《つね》に確認《かくにん》します。

4 必《かなら》ず2人きりになれる場所《ばしょ》でする

人から見えない場所《ばしょ》、セックスをしている声が聞こえない場所《ばしょ》で行います。18歳《さい》をすぎたら、お金を払《はら》えばラブホテルが利用《りよう》できます。

「避妊《ひにん》しなくても大丈夫《だいじょうぶ》な日」はない

卵巣《らんそう》から卵子《らんし》が出る「排卵日《はいらんび》」の前後数日間は「妊娠《にんしん》しやすい日」です。ただし、それ以外《いがい》の日も妊娠《にんしん》しないわけではないため、避妊《ひにん》しなくても大丈夫《だいじょうぶ》な日はありません。

また、射精《しゃせい》の直前《ちょくぜん》にペニスをちつからぬいてちつの外に射精《しゃせい》する方法《ほうほう》では避妊《ひにん》できません。射精《しゃせい》の前に出るカウパー腺液《せんえき》にも精子《せいし》がふくまれているからです。

コンドームの使《つか》い方《かた》を覚《おぼ》えておこう

コンドームを使《つか》うタイミングはいつ？

射精《しゃせい》する前でなく、ペニスがぼっ起《き》したらすぐにつけます。射精《しゃせい》したらすぐにペニスから外して捨《す》てます。使《つか》いまわしはできません。

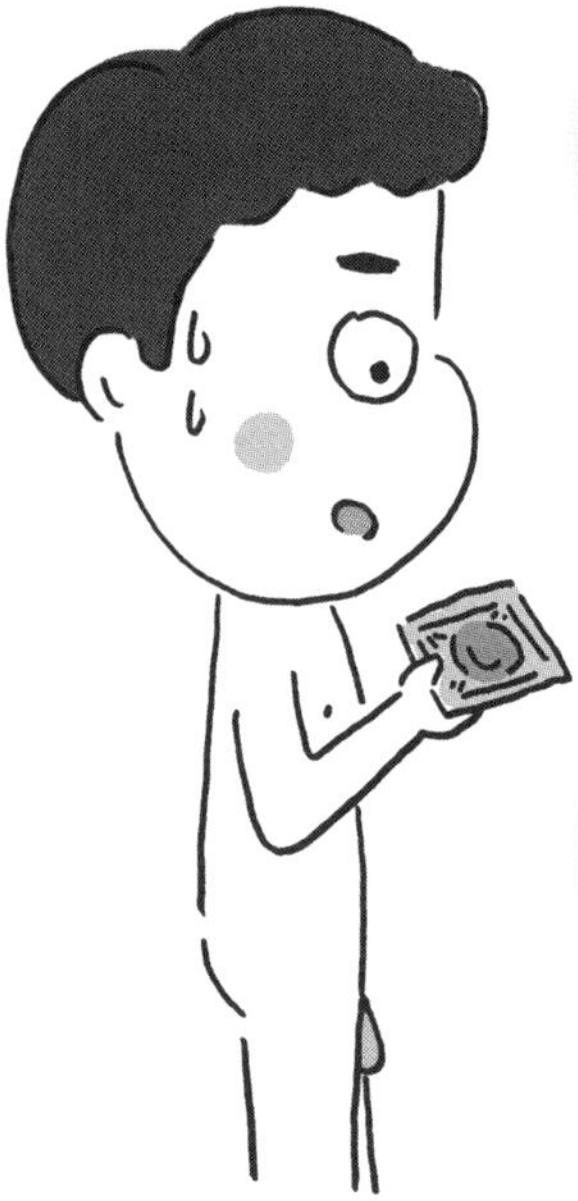

男性《だんせい》のペニスがぼっ起《き》したらつけられる

ちつにペニスを入れる前につける

オーラルセックスのときもつけよう

オーラルセックスで性器《せいき》とのどがふれると、病気がうつります。オーラルセックスのときもコンドームを使《つか》いましょう。

使《つか》い方《かた》には十分に注意《ちゅうい》しよう

コンドームは、精液《せいえき》が直接《ちょくせつ》、ちつの中に入らないようにするためのものです。また、避妊《ひにん》のためだけでなく、性器《せいき》と性器《せいき》、性器《せいき》と口などが直接《ちょくせつ》ふれないようにすることで、性感染症《せいかんせんしょう》（↓P80）を相手《あいて》にうつす、または相手《あいて》からうつされることを防《ふせ》ぐ役割《やくわり》もあります。

コンドームは薄《うす》いゴムなどでできているので、破《やぶ》れてしまうことがあります。持《も》ち運《はこ》ぶときは固《かた》いケースなどに入れてきずつくのを防《ふせ》ぎます。ふくろからとりだすときにはつめでひっぱったり、歯《は》で封《ふう》を開《あ》けたりせず、ていねいにあつかいましょう。

コンドームの正しいつけ方

コンドームのつけ方が正しくないと、破《やぶ》れたり、途中《とちゅう》で外れたりして、きちんと避妊《ひにん》ができません。正しい使《つか》い方《かた》を知っておきましょう。

1 コンドームの封《ふう》を切り、そっと中身《なかみ》をとりだす

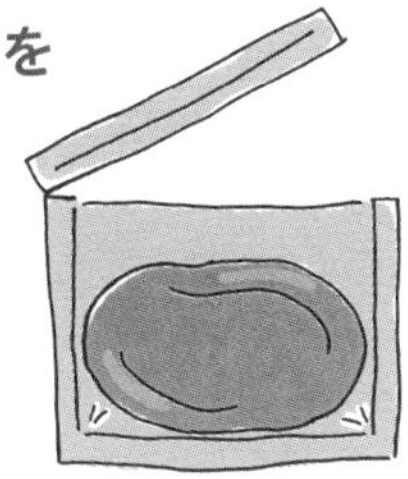

ふくろの中のコンドームを端《はし》に寄《よ》せて封《ふう》を切ります。つめを立てずにそっと中身《なかみ》をとりだします。

2 裏表《うらおもて》を確認《かくにん》し、でっぱりの空気を抜《ぬ》く

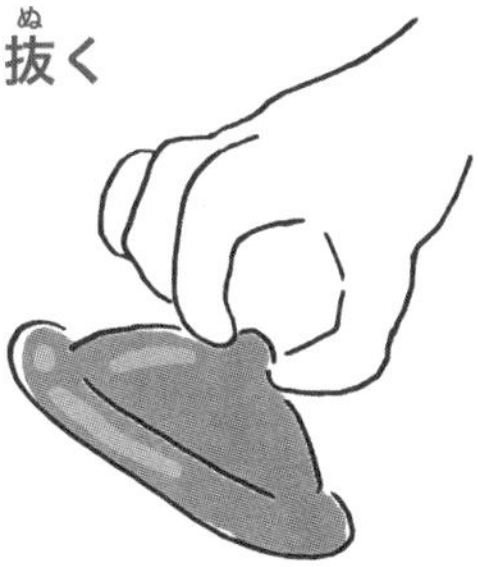

でっぱりがあるほうが表《おもて》で女性《じょせい》の性器《せいき》にふれる面です。精液《せいえき》がたまるでっぱりのところを指《ゆび》でつまんで、空気を抜《ぬ》きます。

3 ペニスにコンドームをあて途中《とちゅう》まで巻《ま》き下《お》ろす

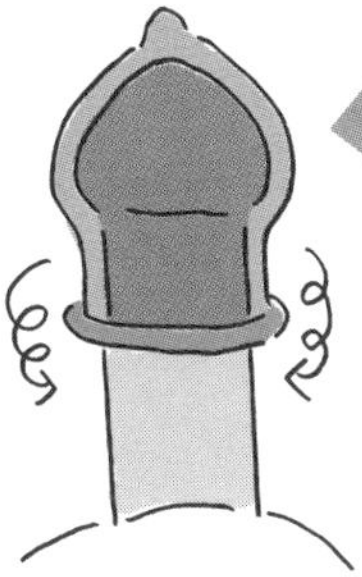

ペニスの先（亀頭《きとう》）にコンドームをあて、ペニスの真《ま》ん中《なか》あたりまでくるくると下《お》ろします。

4 根元《ねもと》にたまったペニスの皮《かわ》を伸《の》ばす

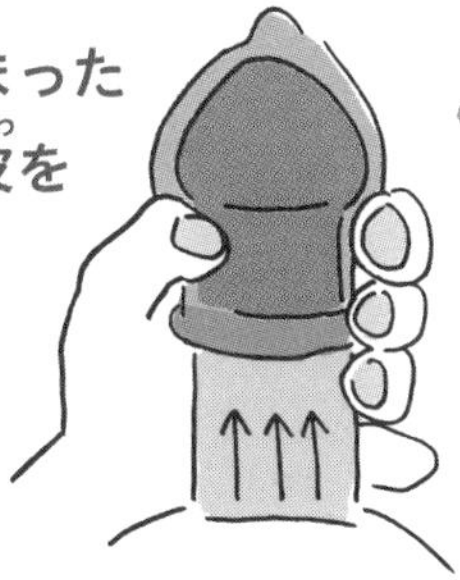

コンドームを持《も》って上にあげ、ペニスの根元《ねもと》の皮《かわ》を伸《の》ばします。

5 根元《ねもと》まで巻《ま》き下《お》ろす

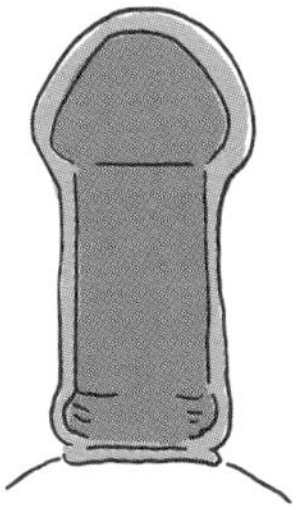

コンドームをペニスの根元《ねもと》までくるくると下《お》ろします。これで正しくつけられました。

避妊《ひにん》③

「ピル」をのんだら、からだにどんな変化《へんか》があるの？

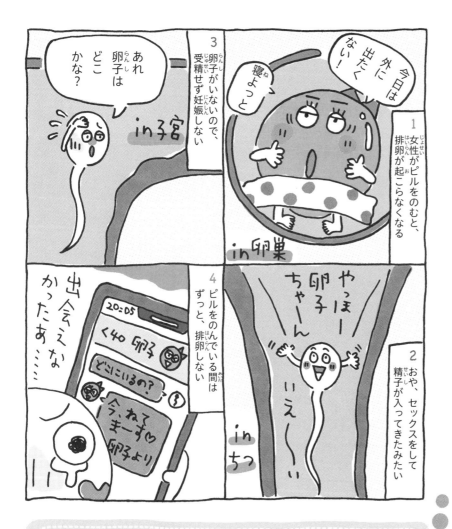

ピルをのむと排卵《はいらん》しなくなるんだね！

ピルをのむと、卵巣《らんそう》が休んでいる状態《じょうたい》になるので、排卵《はいらん》（卵子《らんし》が卵巣《らんそう》から出されること）が起《お》こりません。そのため、ピルをのんでいる間にセックスをしても、妊娠《にんしん》しないのです。ピルをのむのをやめると卵巣《らんそう》がはたらくようになります。

知っておきたいピルのこと

ピルをきちんとのみつづけることで、ほぼ確実《かくじつ》に避妊《ひにん》することができます。正しいのみ方を知っておきましょう。

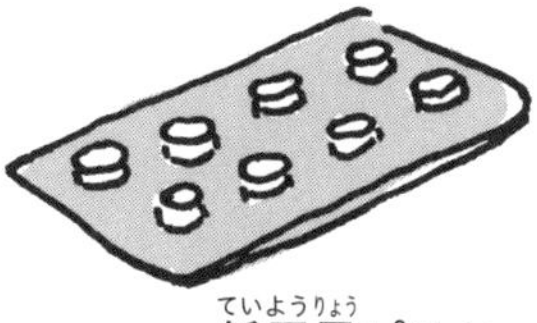

低用量《ていようりょう》ピルは一日一回決まった時間《じかん》にのみます。のみ忘《わす》れたときは、医師《いし》に相談《そうだん》しましょう。

月経《げっけい》をコントロールすることもできる

ピルをのんでいる間は、月経《げっけい》は起《お》こりませんが、ピルをのまなくなって2～3日すると月経《げっけい》がはじまります。つまり、ピルをのむことで、月経《げっけい》の日が規則《きそく》正しくなり、月経《げっけい》がいつくるかわかりやすくなります。

また、ピルには、月経痛《げっけいつう》や月経《げっけい》前《まえ》の症状《しょうじょう》を軽《かる》くしてくれるはたらきもあります。

1 ピルは避妊《ひにん》のほかにも役《やく》に立つ

- 月経《げっけい》がくる日をコントロールできる
- 子宮《しきゅう》などの病気《びょうき》を治《なお》すのに役立《やくだ》つ
- 月経前《げっけいまえ》の心やからだの不調《ふちょう》をやわらげる

ピルは「避妊《ひにん》のときに使《つか》う薬《くすり》」として知られていますが、月経痛《げっけいつう》や、病気《びょうき》を治《なお》すのにも役立《やくだ》てられます。ピルを希望《きぼう》するときは、必《かなら》ず病院《びょういん》に行って相談《そうだん》してからにしましょう。

2 ピルをのむと、まれに副作用《ふくさよう》が

- 吐《は》き気《け》がする
- 頭痛《ずつう》がしてくる
- からだがむくむ

のみはじめのときに上記のような症状《しょうじょう》が起《お》こる人がいます。だいたい２～３ヵ月で症状《しょうじょう》は治《おさ》まりますが、長引《ながび》く場合は、医師《いし》に相談《そうだん》しましょう。

避妊《ひにん》④

避妊《ひにん》に失敗《しっぱい》したら、「緊急避妊薬《きんきゅうひにんやく》」という手もある

ちつ内に精液《せいえき》が入ると避妊失敗《ひにんしっぱい》になる

避妊《ひにん》とは、精子《せいし》と卵子《らんし》が出会わないようにすることです。コンドームを使《つか》っていても途中《とちゅう》で破《やぶ》れたり、外れたりすると、精子《せいし》がちつの中にもれ、妊娠《にんしん》することがあります。

このように避妊《ひにん》に失敗《しっぱい》したときには、「緊急避妊薬《きんきゅうひにんやく》」（アフターピル）をのむ方法《ほうほう》があります。

緊急避妊薬《きんきゅうひにんやく》は、セックスをした後、72時間（3日）以内《いない》にのむことで、妊娠《にんしん》を防《ふせ》ぐ薬《くすり》です。のむのが早ければ早いほど避妊《ひにん》の効果《こうか》が高まるので、避妊《ひにん》に失敗《しっぱい》したと気づいたら、すぐに産婦人科《さんふじんか》に行きましょう。

これは避妊《ひにん》に失敗《しっぱい》した？

避妊《ひにん》の失敗《しっぱい》で多いのは、コンドームの使《つか》い方《かた》が正しくなかった場合や、コンドームをつけず、ちつの中で射精《しゃせい》した場合です。あとでちつを洗《あら》っても避妊《ひにん》はできません。

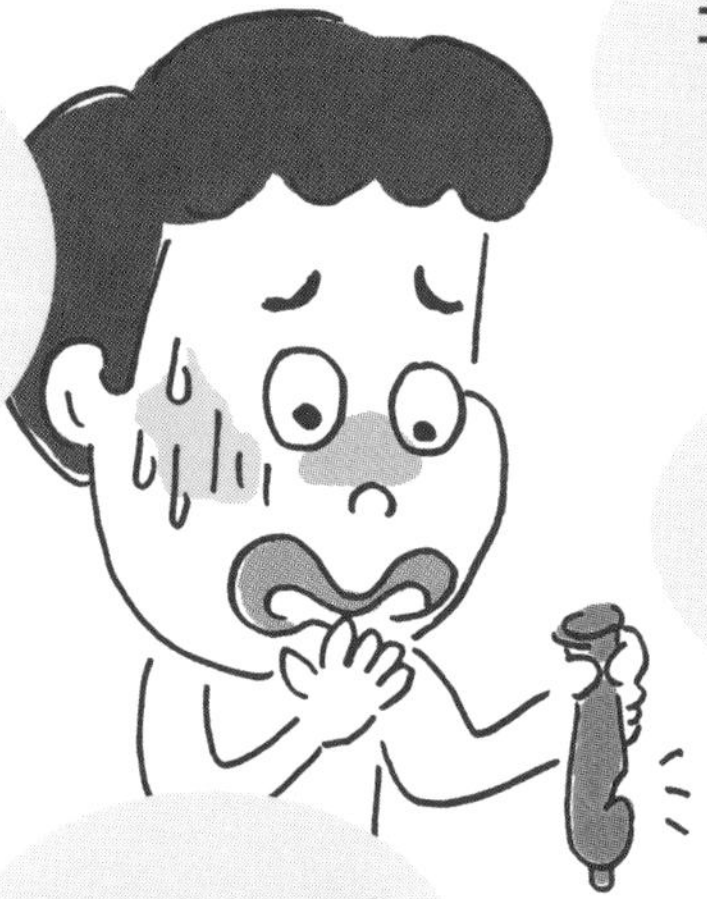

コンドームを外した後、もう一度《いちど》ペニスを入れた
コンドームを使《つか》い忘《わす》れた
コンドームが破《やぶ》れてしまった
女性《じょせい》のちつの中に射精《しゃせい》した
コンドームが外れていた

産婦人科《さんふじんか》などで薬《くすり》をもらう

緊急避妊薬《きんきゅうひにんやく》は、薬局《やっきょく》などで買うことができません。産婦人科《さんふじんか》医《い》などの診察《しんさつ》を受けて病院《びょういん》で出してもらう薬《くすり》です。

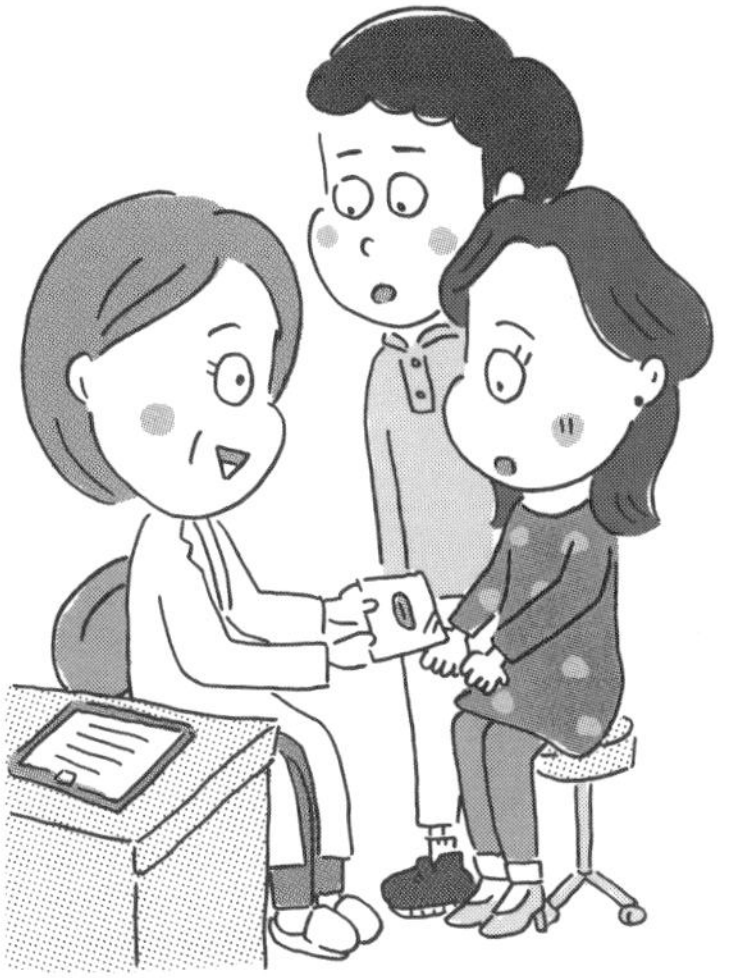

薬《くすり》をのむタイミング

セックスをしてから72時間以内《いない》に薬《くすり》をもらって、のみます。
早ければ早いほど効果《こうか》があるので、できれば24時間以内《いない》にのむようにしましょう。

薬《くすり》をのんだ後は……

- 次の月経《げっけい》を待《ま》ちます。
- 月経《げっけい》がこないときは、おしっこをかけて妊娠《にんしん》しているかどうかを検査《けんさ》できる“妊娠検査薬《にんしんけんさやく》”を試《ため》します*。

* 妊娠検査薬《にんしんけんさやく》は薬局《やっきょく》などで買えます。

薬《くすり》の効果《こうか》

一時的《いちじてき》に排卵《はいらん》をとめるか遅《おく》らせて、精子《せいし》と卵子《らんし》が出会わないようにする。

薬《くすり》をもらうときの持《も》ち物《もの》

- 保険証《ほけんしょう》（なくても診《み》てもらえます）
- お金（クリニックに確認《かくにん》してみよう）

どの病院《びょういん》に行けばいいか迷《まよ》ったら…

緊急避妊薬《きんきゅうひにんやく》が必要《ひつよう》なときに、どの病院《びょういん》にかかればいいかわからないときは、以下のサイトから病院《びょういん》を調《しら》べてみましょう。

Dr. 北村が推奨《すいしょう》する
緊急避妊薬《きんきゅうひにんやく》
(アフターピル)・低用量《ていようりょう》
ピル処方施設検索《しょほうしせつけんさく》システム

HP：https://www.jfpa-clinic.org/s/

オンラインの利用《りよう》もできる

オンラインで診察《しんさつ》を受《う》けて、緊急避妊薬《きんきゅうひにんやく》をもらうこともできます。ただしオンラインだと、からだの具合《ぐあい》が悪《わる》くなったとき、治療《ちりょう》が遅《おく》れる心配《しんぱい》があります。なお今後は、緊急避妊薬《きんきゅうひにんやく》を薬局《やっきょく》などで買えるようになるかもしれません。

赤ちゃんを産《う》む、産《う》まないはよく考えて

二人でよく話し合って決《き》める

妊娠検査薬《にんしんけんさやく》や産婦人科《さんふじんか》の検査《けんさ》で妊娠《にんしん》していることがわかったら、早《はや》めに信頼《しんらい》できるおとなに相談《そうだん》しましょう。

二人で話し合って、赤ちゃんを産《う》むことに決《き》めた場合《ばあい》は、赤ちゃんを自分たちで育《そだ》てるのか、だれかに育《そだ》ててもらうのかも考えなければなりません。

赤ちゃんを産《う》まないと決《き》めた場《ば》合《あい》は、産婦人科《さんふじんか》で「中絶手術《ちゅうぜつしゅじゅつ》」を受《う》けて妊娠《にんしん》を中断《ちゅうだん》します。ただ、妊娠《にんしん》してから時間《じかん》がたつと中絶《ちゅうぜつ》はできません。中絶《ちゅうぜつ》していい期間《きかん》が法律《ほうりつ》で決《き》まっているからです。また、中《ちゅう》絶《ぜつ》の手術《しゅじゅつ》にはお金がかかります。

妊娠《にんしん》したときの選択肢《せんたくし》

妊娠《にんしん》がわかったら、産《う》むのか産《う》まないのか、産《う》んでからは自分たちで育《そだ》てるのか、だれか（どこか）に育《そだ》ててもらうのかを決《き》めなくてはなりません。

妊娠《にんしん》する

中絶《ちゅうぜつ》

生まれる前に子宮《しきゅう》の中の赤ちゃんをとりだし、妊娠《にんしん》をとめる方法《ほうほう》。

出産《しゅっさん》

自分たちで育《そだ》てる

自分ひとりで育《そだ》てる人もいれば、パートナーといっしょに育《そだ》てる人もいます。暮《く》らす場所《ばしょ》や育《そだ》てるためのお金が必要《ひつよう》です。まわりの信頼できるおとなに協力《きょうりょく》してもらいながら世話《せわ》します。

だれか（どこか）に育《そだ》ててもらう

「特別養子縁組《とくべつようしえんぐみ》」や「里《さと》親《おや》」という制度《せいど》を利用《りよう》して、赤ちゃんを別《べつ》のだれかに育《そだ》ててもらうことができます。そのための施設《しせつ》もあります。

出産《しゅっさん》も大変《たいへん》ですが、赤ちゃんを育《そだ》てていくのはもっと大変《たいへん》です。どうするのか、よく考えましょう。

赤ちゃんを産《う》まない（中絶《ちゅうぜつ》する）場合

中絶《ちゅうぜつ》は、お母さんのからだにも負担《ふたん》がかかります。安全《あんぜん》に中絶《ちゅうぜつ》するためには、期限《きげん》が決《き》められ、時期《じき》によって方法《ほうほう》もちがいます。

月	週	
妊娠《にんしん》1ヵ月	妊娠《にんじん》0週目、1、2、3	2 ← 排卵《はいらん》・受精《じゅせい》
妊娠《にんしん》2ヵ月	4、5、6、7	5 ← 妊娠《にんしん》がわかる
妊娠《にんしん》3ヵ月	8、9、10、11	
妊娠《にんしん》4ヵ月	12、13、14、15	
妊娠《にんしん》5ヵ月	16、17、18、19	
妊娠《にんしん》6ヵ月	20、21、22、23	
妊娠《にんしん》7ヵ月	24、25、26、27	
妊娠《にんしん》8ヵ月	28、29、30、31	
妊娠《にんしん》9ヵ月	32、33、34、35	
妊娠《にんしん》10ヵ月	36、37、38、39	
出産予定日《しゅっさんよていび》は40週0日目		

最後《さいご》の月経《げっけい》が始《はじ》まった日から数える

（5〜11週）**初期中絶《しょきちゅうぜつ》**

子宮《しきゅう》の中身《なかみ》をとりだします。10～15分ぐらいの手術《しゅじゅつ》で、痛《いた》みも出血《しゅっけつ》も少ないので、体調《たいちょう》に問題《もんだい》がなければその日のうちに家に帰《かえ》れます。

（12〜21週）**中期中絶《ちゅうきちゅうぜつ》**

薬《くすり》を使《つか》って人工的《じんこうてき》に出産《しゅっさん》させます。中絶《ちゅうぜつ》とはいっても、出産《しゅっさん》と同じようなことで、お母さんのからだには負担《ふたん》がかかるので、数日間は入院《にゅういん》します。

（22〜39週）中絶《ちゅうぜつ》ができない

中絶《ちゅうぜつ》は法律《ほうりつ》で認《みと》められている

日本では、「母体保護法《ぼたいほごほう》」という法律《ほうりつ》で、妊娠《にんしん》21週までなら中絶《ちゅうぜつ》をしてもいいことになっています。必要《ひつよう》なときに安全《あんぜん》な中《ちゅう》絶《ぜつ》をすることは、女性《じょせい》の人権《じんけん》（人としての権利《けんり》）を守《まも》るために大切です。

赤ちゃんが生まれてくるのには長い時間がかかる

赤ちゃんが生まれるまで

生まれてくる赤ちゃんは、お母さんの子宮《しきゅう》の中で徐々《じょじょ》に人間らしいかたちに育《そだ》っていきます。

妊娠《にんしん》１～３ヵ月ごろ

［お母さんのようす］

はじめはおなかのふくらみはほとんどわかりません。３ヵ月ごろからつわりがひどくなる人もいます。

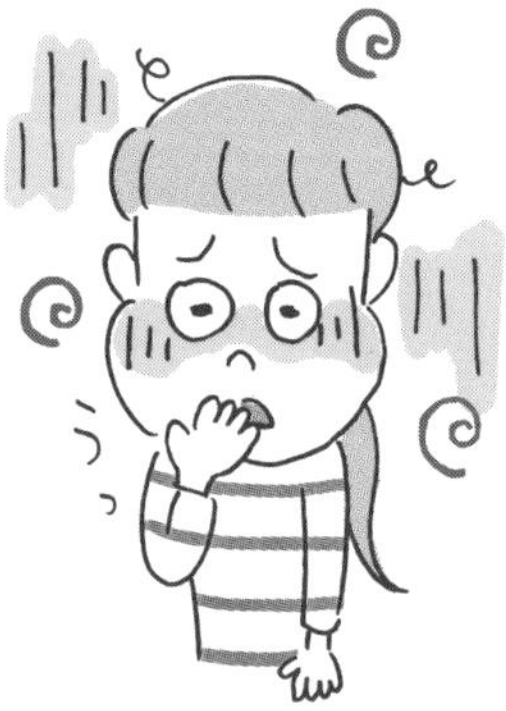

［赤ちゃんのようす］

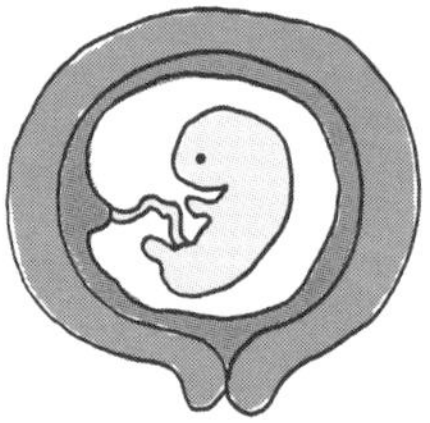

２ヵ月ごろから手や足、心臓《しんぞう》ができてきます。

３ヵ月ごろには赤ちゃんは４～6cmくらいの大きさです。

妊娠《にんしん》４～６ヵ月ごろ

［お母さんのようす］

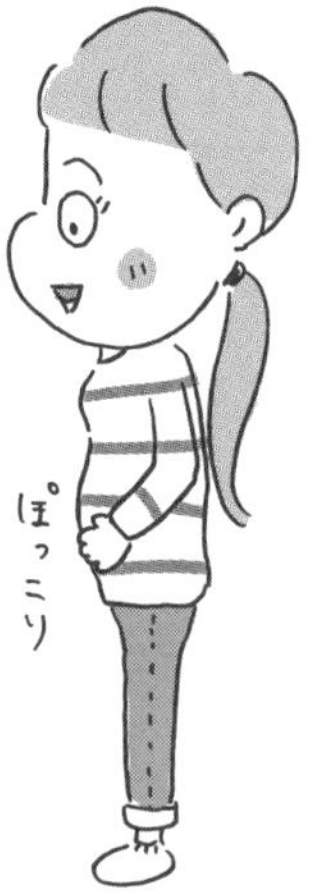

おなかのふくらみが目立ちはじめます。おなかの中で赤ちゃんが動《うご》いているのを感《かん》じます。

［赤ちゃんのようす］

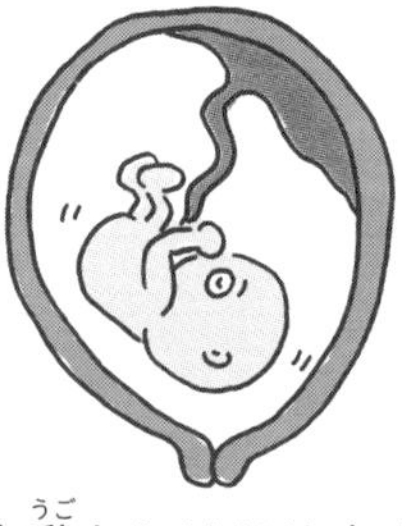

手足を動《うご》かしはじめます。性《せい》器《き》によって男の子か女の子かわかるようになります。

妊娠《にんしん》7～8ヵ月ごろ

［お母さんのようす］

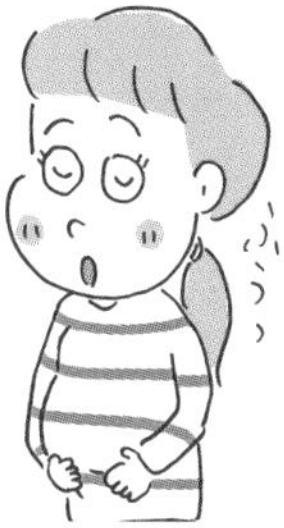

おなかがかなり大きくなります。からだがむくみやすくなります。

［赤ちゃんのようす］

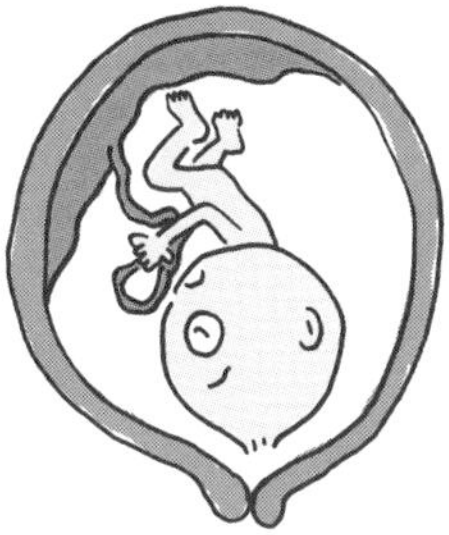

脳《のう》が発達《はったつ》してきます。まぶたや鼻の穴《あな》ができて顔《かお》がはっきりしてきます。

妊娠《にんしん》9～10ヵ月ごろ

［お母さんのようす］

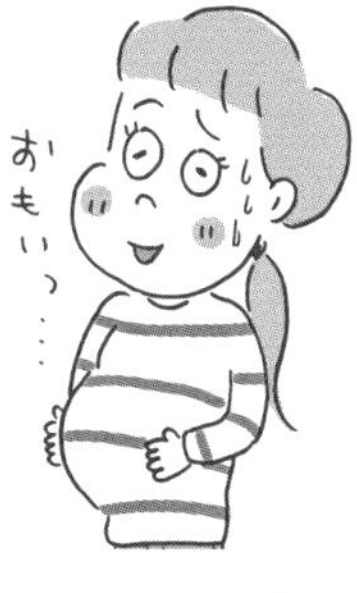

赤ちゃんが下に下がってきてぼうこう（おしっこをためておくところ）が圧迫《あっぱく》され、トイレが近くなります。おなかがとても大きくなり、歩くのも大変《たいへん》です。

［赤ちゃんのようす］

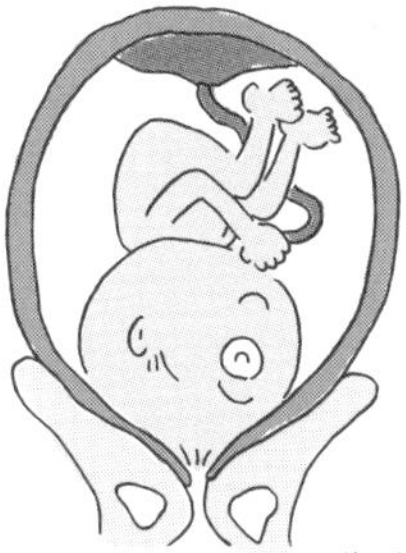

からだが大きく成長《せいちょう》し、ふっくらと丸くなります。あとは生まれてくるのを待《ま》つだけです。

出産《しゅっさん》

赤ちゃんはお母さんのおなかから出てこようとします。お母さんも必死《ひっし》に力を入れて、赤ちゃんを押《お》し出《だ》します。

妊娠中《にんしんちゅう》は助《たす》け合いが必要《ひつよう》

妊娠《にんしん》すると、お母さんのからだは大きく変化《へんか》します。気持《きも》ちが悪《わる》くなったり（つわり）、腰《こし》が痛《いた》くなったり、からだがだるくなったりします。

学校に通っている人は、赤ちゃんが生まれるころになったら、学校を休むことになります。妊娠《にんしん》と出産《しゅっさん》は、産婦人科医《さんふじんかい》、自分たちの親、赤ちゃんの父親など、多くの人に協力《きょうりょく》してもらいます。

性感染症《せいかんせんしょう》はセックスなどでうつる病気《びょうき》

セックスやオーラルセックスでうつる病気《びょうき》

　セックス、オーラルセックス、肛門性交《こうもんせいこう》、ディープキスなどをすると、「性感染症《せいかんせんしょう》」という病気《びょうき》がうつることがあります。性感染症《せいかんせんしょう》は、たった一回のセックスでもうつる可能性《かのうせい》があり、だれが感染《かんせん》してもおかしくない病気《びょうき》です。

　ペニスやちつに痛《いた》みやかゆみを感《かん》じたりすることもありますが、なにも異変《いへん》を感《かん》じず、病気《びょうき》に気づかないままほかの人にうつしてしまうこともあります。

　ほうっておくと妊娠《にんしん》できなくなったり、最悪《さいあく》の場合《ばあい》は命《いのち》をなくす病気《びょうき》もあります。心配《しんぱい》なことがあれば早《はや》めに病院《びょういん》に行きましょう。

性感染症《せいかんせんしょう》はどうしてうつる？

　うつっていることに気づかないままセックスをすると、たった一人の人から何人もの人に病気が広まっていきます。

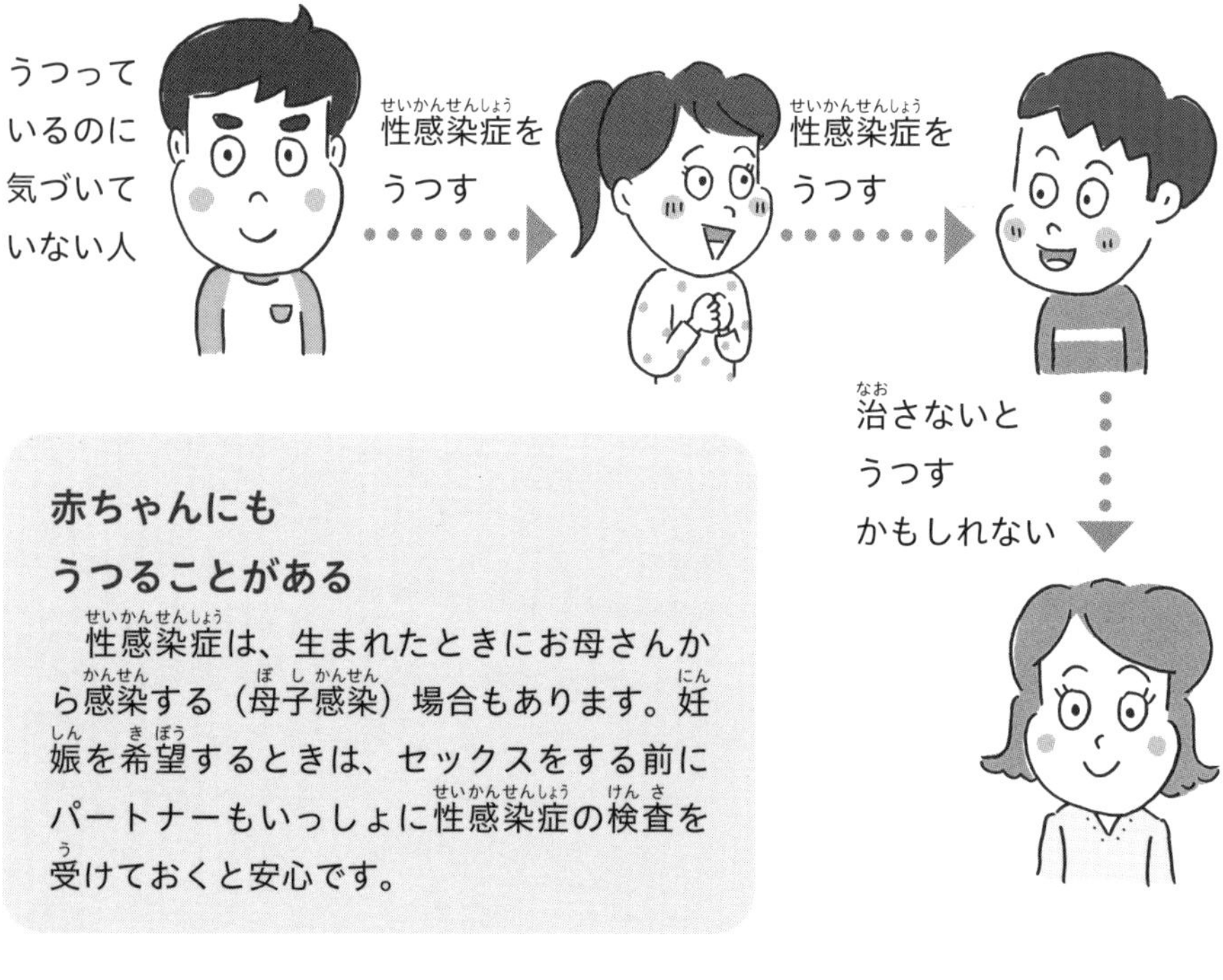

うつっているのに気づいていない人
性感染症《せいかんせんしょう》をうつす
性感染症《せいかんせんしょう》をうつす
治《なお》さないとうつすかもしれない

赤ちゃんにもうつることがある

　性感染症《せいかんせんしょう》は、生まれたときにお母さんから感染《かんせん》する（母子感染《ぼしかんせん》）場合もあります。妊娠《にんしん》を希望《きぼう》するときは、セックスをする前にパートナーもいっしょに性感染症《せいかんせんしょう》の検査《けんさ》を受《う》けておくと安心です。

性感染症《せいかんせんしょう》にはこんなものがある

性感染症《せいかんせんしょう》はうつりやすく、高校生など若《わか》い世代《せだい》や、中高年《ちゅうこうねん》で広《ひろ》がっています。２種類以上《しゅるいいじょう》の病気《びょうき》にかかっている人もいます。

クラミジア感染症《かんせんしょう》

男性《だんせい》はペニスからうみが出たり痛《いた》みがあったり、女性《じょせい》はおなかが痛《いた》み、おりものが増《ふ》えたりします。赤ちゃんができにくくなる原因《げんいん》になることもあります。

梅毒《ばいどく》

うつると３ヵ月くらいの間に、性器《せいき》や唇《くちびる》、のどなどに硬《かた》いしこりができます。しばらくするとからだ中に赤いブツブツ（発疹《ほっしん》）ができ、進行《しんこう》すると命《いのち》にかかわることも。

淋病《りんびょう》

男性《だんせい》はおしっこのときに激《はげ》しく痛《いた》み、ペニスからうみが出ます。女性《じょせい》はおしっこのときに痛《いた》みやうみが出たり、おりものが増《ふ》え、においが強くなったりします。

性器《せいき》ヘルペス

性器《せいき》に小さな水疱《すいほう》ができたりします。おしっこをするときの強い痛《いた》みが特徴《とくちょう》で、ほかにも発熱《はつねつ》や足のつけ根《ね》がはれたりします。

トリコモナス感染症《かんせんしょう》

男性《だんせい》はおしっこをするときに痛《いた》みやかゆみがあります。女性《じょせい》はおりものが増《ふ》え、においがしてきます。ひどくなると性器《せいき》が赤くなり、強いかゆみや痛《いた》みが出ます。

尖圭《せんけい》コンジローマ

ヒトパピローマウイルスの感染原因《かんせんげんいん》です。うつって数週間たつと、性器《せいき》や肛門《こうもん》の周辺《しゅうへん》などに、イボができます。痛《いた》みはありません。

ＨＩＶ感染症《エイチアイブイかんせんしょう》（エイズ）

ＨＩＶ《エイチアイブイ》（ヒト免疫不全《めんえきふぜん》ウイルス）がうつるとこの病気《びょうき》になります。早《はや》く治療《ちりょう》しないと数年後《すうねんご》に、だんだんからだが弱っていき、肺炎《はいえん》やがんにかかりやすくなります。

子宮《しきゅう》けいがん

ヒトパピローマウイルスがうつり、子宮《しきゅう》の入り口にがんができます。しばらくすると、月経《げっけい》ではないのに出血《しゅっけつ》したり、おりものが増《ふ》えたりお腹《なか》が痛《いた》くなったりします。

性《せい》感《かん》染《せん》症《しょう》を防《ふせ》ぐために コンドームを使《つか》おう

直接《ちょくせつ》のふれあいをなくす

性感染症《せいかんせんしょう》の原因《げんいん》になる細菌《さいきん》やウイルスは、性器《せいき》や肛門《こうもん》、のどの奥《おく》などにいるので、直接《ちょくせつ》さわるとうつります。また、精液《せいえき》やだ液《えき》(つば)、血液《けつえき》などにまざっていても、うつります。

性感染症《せいかんせんしょう》はだれでもかかる病気《びょうき》で、かかっていても、わからないこともあります。ですから、セックスをするときには、コンドームをつけて、性器《せいき》と性器《せいき》、性器《せいき》と口が直接《ちょくせつ》ふれあわないようにして、性感染症《せいかんせんしょう》を防《ふせ》ぎましょう。

また、いつも決《き》まった相手《あいて》とセックスすることも、性感染症《せいかんせんしょう》を広げないことに役立《やくだ》ちます。

性感染症《せいかんせんしょう》を防《ふせ》ぐ3つの方法《ほうほう》

性感染症《せいかんせんしょう》を完全《かんぜん》に防《ふせ》ぐことはできませんが、より安全《あんぜん》なセックスのために、次《つぎ》の3つを目指《めざ》しましょう。

1 コンドームを使《つか》う

性器《せいき》と性器《せいき》、性器《せいき》と口などを直接《ちょくせつ》ふれあわないようにすることで、うつらなくなります。

2 決《き》まった相手《あいて》としかセックスしない

病気《びょうき》のもととなるウイルスや細菌《さいきん》を持《も》っている人にふれないために、決《き》まった一人とだけすることが大事《だいじ》です。

3 パートナーが変《か》わったときに検査《けんさ》をする

恋人《こいびと》と別《わか》れたら次の相手《あいて》とセックスをする前に、一度《いちど》検査《けんさ》に行ってみましょう。かかっていても気づいていない場合もあるからです。

性器《せいき》に異変《いへん》を感《かん》じたら病院《びょういん》へ

性器《せいき》にかゆみや痛《いた》みが出たら、性感染症《せいかんせんしょう》かもしれません。恥《は》ずかしがらず、パートナーに伝《つた》えて、同じ時期《じき》に診察《しんさつ》をうけるようにしましょう。

女の子は産婦人科《さんふじんか》へ

異変《いへん》 病気《びょうき》によってちがいますが、性器《せいき》のかゆみ、痛《いた》み、はれ、イボ、濃《こ》い色や強《つよ》いにおいのあるおりものが出るなど（→ P.81）。

男の子は泌尿器科《ひにょうきか》へ

異変《いへん》 病気《びょうき》によってちがいますが、性器《せいき》のかゆみ、痛《いた》み、うみが出る、イボができる、水疱《すいほう》ができるなど（→ P.81）。

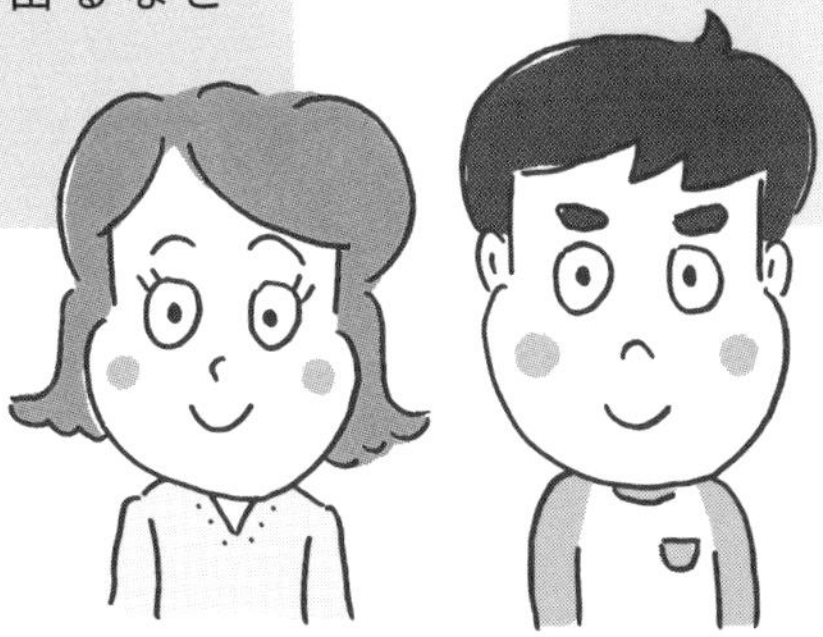

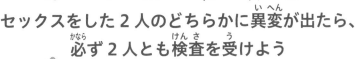

セックスをした2人のどちらかに異変《いへん》が出たら、必《かなら》ず2人とも検査《けんさ》を受《う》けよう

ピンポン感染《かんせん》に要注意《ようちゅうい》！

2人でいっしょに治《なお》さないと、性行為《せいこうい》のたびに相手に病気《びょうき》をうつしたり、もらったりの「ピンポン感染《かんせん》」をくり返《かえ》します。こうなるとなかなか完全《かんぜん》には治《なお》りません。2人同じタイミングで治療《ちりょう》を受《う》け、治《なお》るまで性行為《せいこうい》はしないことが大切です。

無料《むりょう》・匿名《とくめい》で検査《けんさ》ができる

保険証《ほけんしょう》がなくても無料《むりょう》・匿名《とくめい》（本名は言わない）でHIV感染症《かんせんしょう》（エイズ）や性感染症《せいかんせんしょう》の検査《けんさ》を受《う》けることができます。住んでいる地域《ちいき》によってしくみがちがうので、自分の住んでいる地域《ちいき》の検査《けんさ》について調《しら》べてみましょう。

大人の方へ

「正しい知識」を伝えることが子どもの安全を守る

知識があれば、危険を防ぐことができる

思春期になると、性に対して興味が強くなり、性的な欲求も高まります。これは自然な成長の現れで、周りの大人が禁止したりすることはできません。

セックスに対する正しい知識を教えながら、妊娠や性感染症の危険、性暴力などから身を守る方法も教えましょう。正しい知識は、子ども自身が危険から身を守る武器となります。

質問にはごまかさずに答えたい

子どもがセックスについて質問してきたとき、「いやらしいことを聞かないで」などとはぐらかしていないでしょうか。子どもはセックスのことは聞いてはいけないことと受けとり、いざというときに大人に相談しなくなります。

セックスとはなにか、妊娠のしくみや避妊の仕方、相手の同意のとり方など、淡々と事実を伝えましょう。

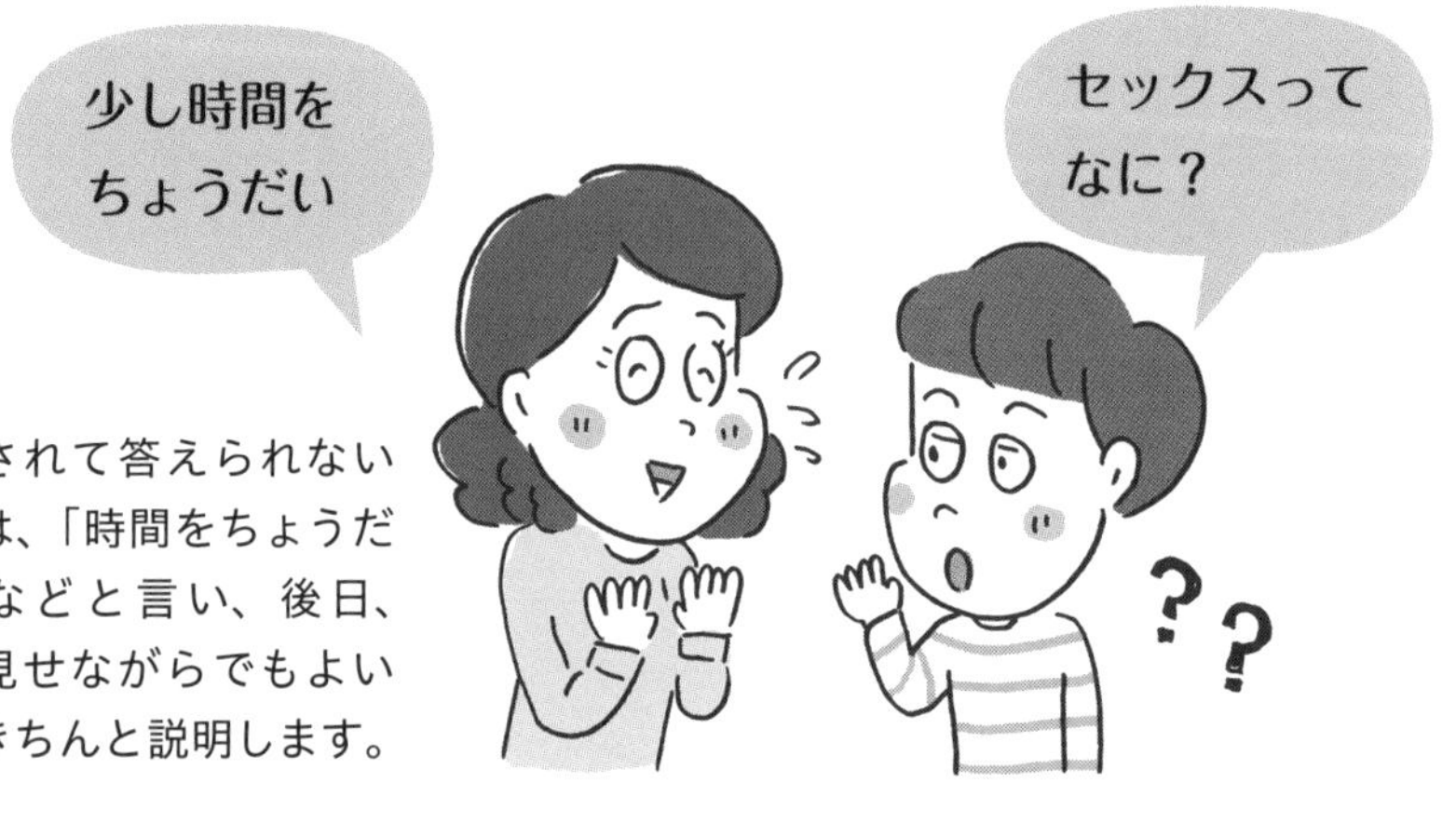

質問されて答えられないときは、「時間をちょうだい」などと言い、後日、本を見せながらでもよいのできちんと説明します。

4

心とからだを守《まも》るために

あなたも、あなたの家族《かぞく》や友人も、
だれしもが世界《せかい》にたったひとりのかけがえのない存在《そんざい》です。
ただ、世《よ》の中《なか》にはいろいろな人がいて、
なかにはあなたをきずつけたり
怖《こわ》い気持《きも》ちにさせたりする人もいます。
どうしたら大切な自分を守《まも》れるのか、
いっしょに考えてみましょう。

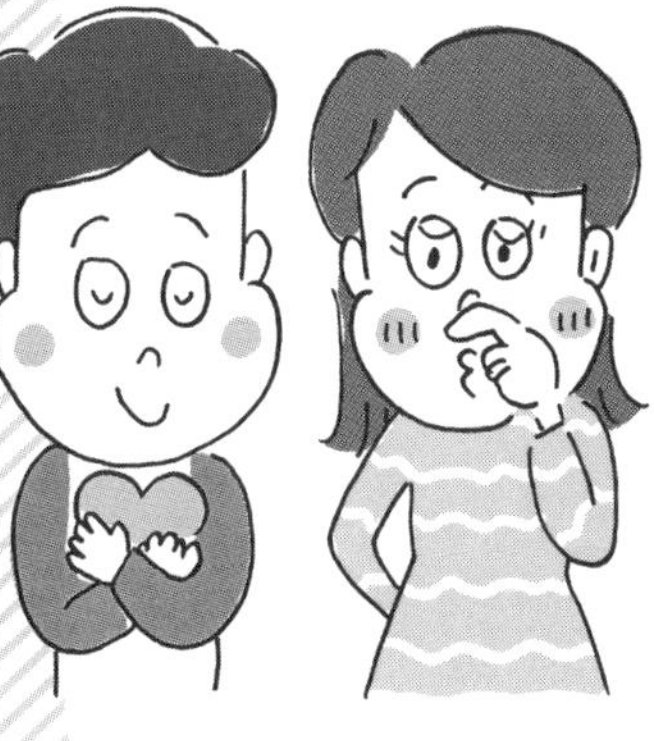

SNS《エスエヌエス》やネットには、うそもたくさん書いてある

友《とも》だちどうしのうわさにも要注意《ようちゅうい》

セックスについて知りたいとき、何を見たり、だれに聞いたりしていますか。インターネットやSNS《エスエヌエス》、友だちからでしょうか。

けれども、それらのなかには科《か》学的《がくてき》にも医学的《いがくてき》にもでたらめなうそがまじっていることが少なくありません。もともとだれが言ったことなのかわからないことは、うそであることが多いのです。

見たり聞いたりしたことが正しいかどうかわからないときは、信《しん》頼《らい》できるおとなに聞いたり、本を見たりしましょう。すぐに信じないで、正しいかどうかを確《たし》かめるようにします。

ネットにあるいろいろなうそ

知りたい情報《じょうほう》がすぐに検索《けんさく》できるインターネット。
けれど、根拠《こんきょ》のないうそもたくさんふくまれています。

うそ
×　セックスのあとはちつの中を洗《あら》えば妊娠《にんしん》しない

ホント
○　洗《あら》っても避妊《ひにん》はできないので、コンドームなどを使《つか》って避妊《ひにん》しましょう。

うそ
×　ペニスは大きくないといけない

ホント
○　ペニスの大きさは人それぞれちがって当然《とうぜん》です。どんな大きさでも気にする必要《ひつよう》はありません。

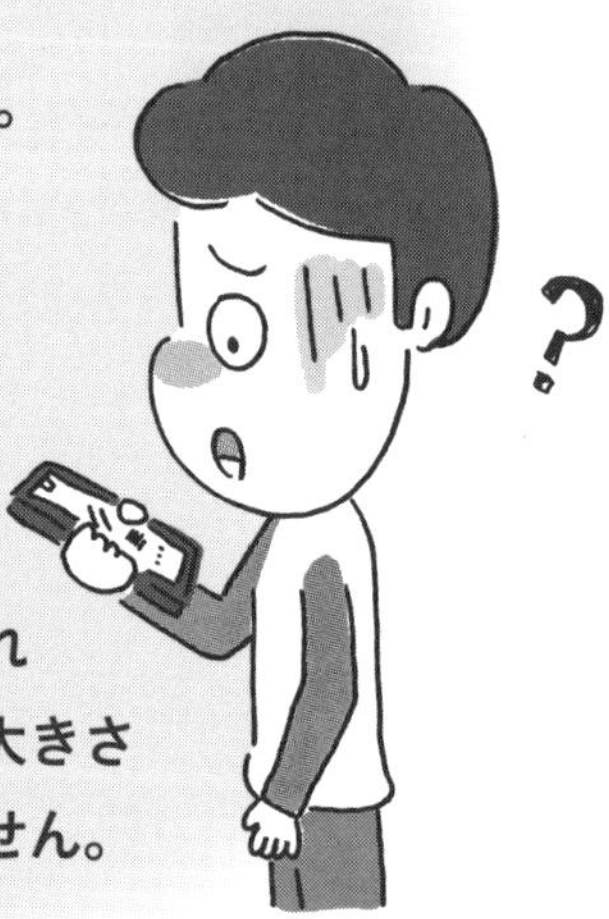

うそ ✕
性器《せいき》が黒っぽいのは、たくさんセックスをしている証拠《しょうこ》

↓

ホント ○
性器《せいき》の色はその人が生まれたときから持《も》っている色素《しきそ》によって決《き》まります。セックスの経験《けいけん》とは関係《かんけい》ありません。

うそ ✕
性感染症《せいかんせんしょう》にかかってもすぐ治《なお》るので大丈夫

↓

ホント ○
性感染症《せいかんせんしょう》のなかには命《いのち》にかかわるものもあります。性器《せいき》に異変《いへん》を感《かん》じたり、不安《ふあん》なときはすぐに病院《びょういん》で検査《けんさ》を！

うそ ✕
ネットで動画《どうが》を見ていたら高額《こうがく》な請求《せいきゅう》が来た。お金を払《はら》わないと捕《つか》まる

↓

ホント ○
知らないうちに危険《きけん》なサイトを見てしまったのかも。お金は払《はら》わずに、まず信頼《しんらい》できるおとなに相談《そうだん》しましょう。

うそ ✕
キスやオーラルセックスでも妊娠《にんしん》することがある

↓

ホント ○
妊娠《にんしん》はしません。ただし、キスやオーラルセックスで性感《せいかん》染症《せんしょう》がうつることがあります（→ P.80）。

大人の方へ

携帯やＰＣにはフィルタリングがかけられる

経験や知識のない子どもは、明らかなうそでも信じてしまいます。特にセックスについては、親には聞かず、インターネットやＳＮＳで情報を得ようとするため、あらかじめ危険なサイトにアクセスできないようフィルタリングをかけておくことも大切です。

ネットで安全な情報《じょうほう》を調《しら》べたいときは…

この本の P.98 で紹介《しょうかい》しているサイトには、安全で信頼《しんらい》できる性《せい》の情報《じょうほう》がのっています。困《こま》ったことやわからないことがあったら、チェックしてみましょう。

AV《エーブイ》（アダルトビデオ）のまねは相手《あいて》をきずつける

AV《エーブイ》のセックスは現実《げんじつ》のセックスとちがう

セックスについて知りたいと思うのは、自然《しぜん》なことです。AV《エーブイ》はインターネットでもかんたんに見られますが、ここからセックスを学ぶのはまちがっています。

AV《エーブイ》は、より過激《かげき》に見せるために、現実《げんじつ》ではありえないことがたくさん描《えが》かれています。出ている人も、台本にしたがって演技《えんぎ》をしているのです。なかには法律《ほうりつ》に違《い》反《はん》しているものもあります。

大切に思っている恋人《こいびと》は、AV《エーブイ》のまねをしても喜《よろこ》びません。二人が安心でき、気持《きも》ちが通い合ったセックスをするのが、いちばんいい方法《ほうほう》です。

まねしちゃダメなこと

AV《エーブイ》には、セックスを過激《かげき》に見せるための演出《えんしゅつ》がたくさんふくまれています。まねをすると相手《あいて》をきずつけてしまうことがあります。

コンドームをつけずにセックスしている

▶▶ コンドームをつけるのは、避妊《ひにん》のためだけでなく、性感染症《せいかんせんしょう》を予防《よぼう》するためでもあります。安全《あんぜん》なセックスのためには、つけなくてはいけません。

眠《ねむ》っていたり、お酒《さけ》に酔《よ》って判断力《はんだんりょく》のない人をおそう

▶▶ セックスには相手《あいて》の同意《どうい》が必要《ひつよう》です。相手《あいて》が同意《どうい》できない状態《じょうたい》のときに、さわったりセックスしたりするのは、犯罪《はんざい》です。

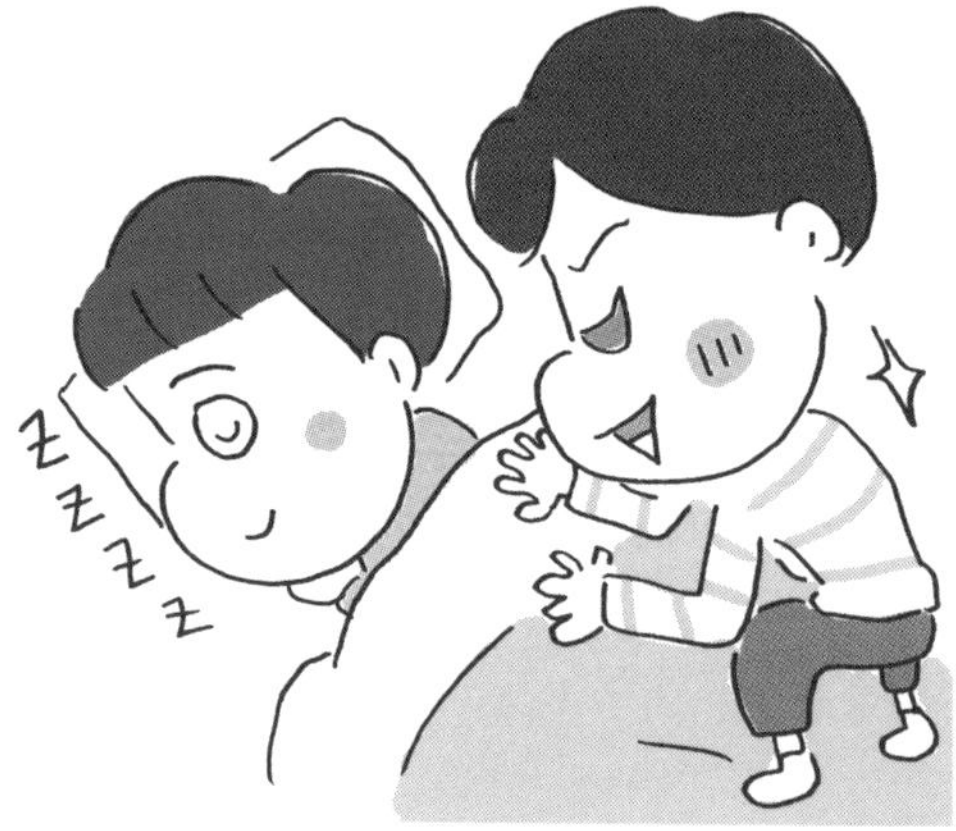

外やカラオケボックスでセックスをする

▶▶ほかの人から見える場所でセックスすることは、法律《ほうりつ》で禁止《きんし》されています。違反《いはん》すると警察《けいさつ》に逮捕《たいほ》される場合があります。

いやがっている人にむりやりセックスをする

▶▶相手《あいて》がいやがることはしてはいけません。「いやよいやよも好《す》きのうち」と言われることもありますが、「いやよいやよ」は「ほんとうにいや」なのです。

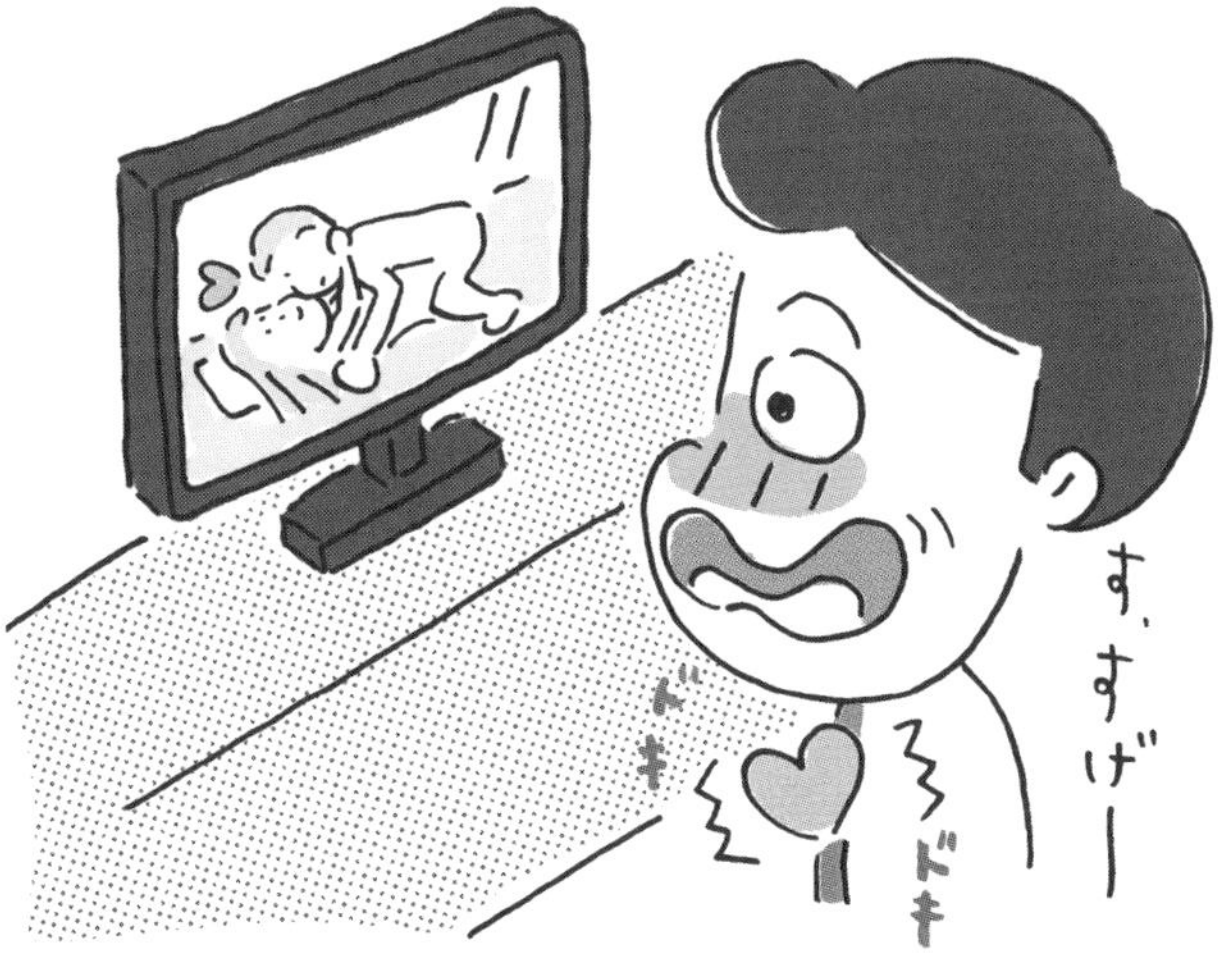

暴力《ぼうりょく》や言葉《ことば》でおどしてセックスをする

▶▶暴力《ぼうりょく》や言葉《ことば》で相手《あいて》を怖《こわ》がらせるのは、絶対《ぜったい》にしてはいけないことです。怖《こわ》い思いをした相手《あいて》は、ほんとうはいやでも、いやと言えなくなってしまいます。

大人の方へ

性教育で先手を打ちたい

最近では、だれでも容易にAVにアクセスすることができます。AVは子どもたちの「性の教科書」になっていると言われていますが、過激な描写も多数あります。

子どもが見るのを完全に禁止することはむずかしいかもしれませんが、AVが正しいと誤解してしまわないために、性教育で先手を打つのが重要です。

デートDV《ディーブイ》ってどんなもの？

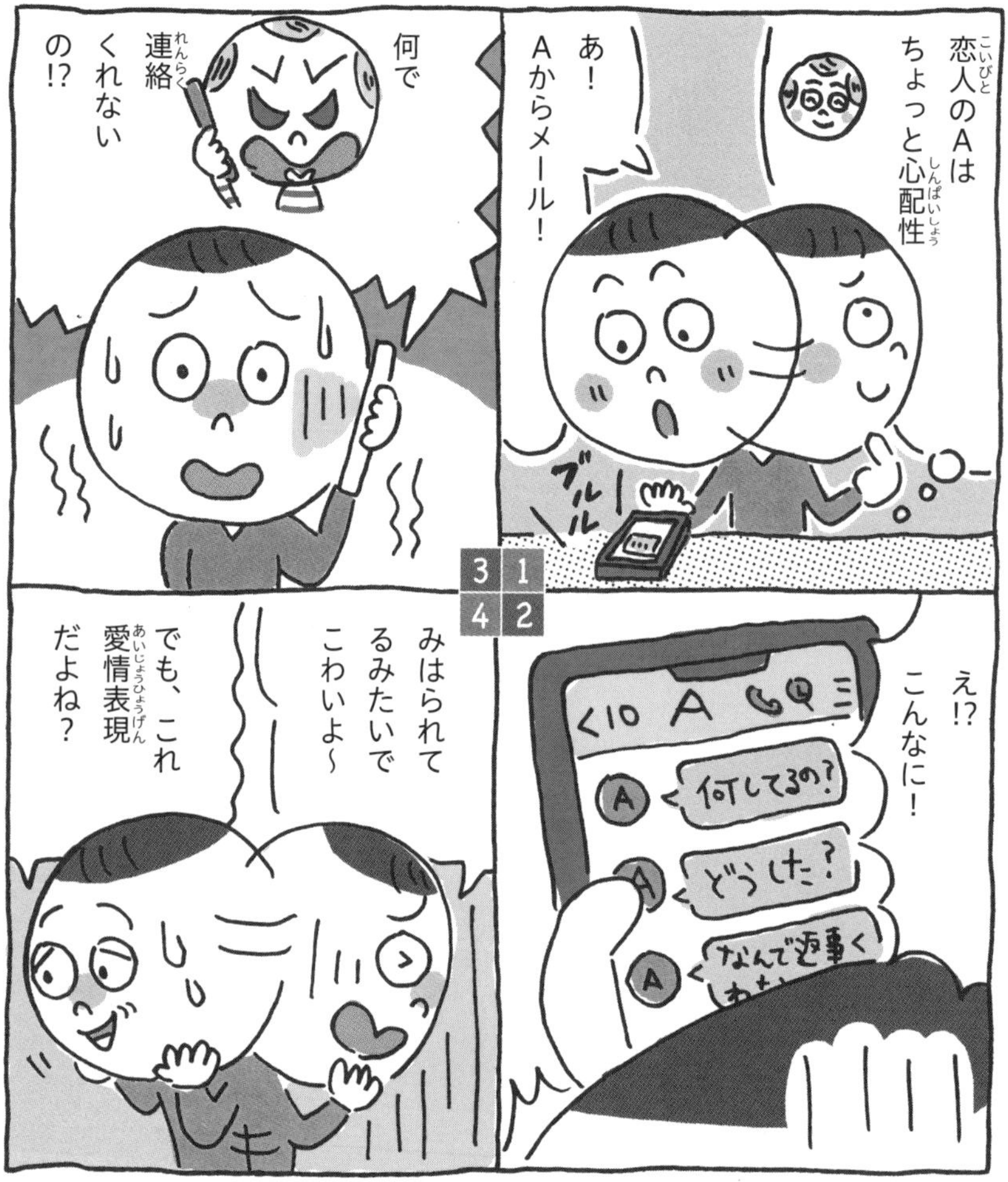
恋人《こいびと》のAはちょっと心配性《しんぱいしょう》
あ！Aからメール！
ブルブル
え!?こんなに！
<10 A
何してるの？
どうした？
なんで返事く
何で連絡《れんらく》くれないの!?
みはられてるみたいでこわいよ〜
でも、これ愛情表現《あいじょうひょうげん》だよね？

相手《あいて》を怖《こわ》がらせることをするのはデートDV《ディーブイ》

直接《ちょくせつ》なぐられたり、たたかれたりしていなくても、「好《す》きなら、言う通りにするのは当たり前だ」などと言葉《ことば》で相手《あいて》を思い通りにしようとするのも暴力《ぼうりょく》です。恋人《こいびと》どうしで起《お》こる暴力《ぼうりょく》を「デートDV《ディーブイ》」といいます。

あなたは大丈夫《だいじょうぶ》？　デートDV《ディーブイ》チェックリスト

デートDV《ディーブイ》には、からだをきずつける暴力《ぼうりょく》だけでなく、さまざまなものがあります。相手《あいて》を言葉《ことば》できずつけるのも暴力《ぼうりょく》のひとつです。

※内閣府男女共同参画局「デート DV って？」より改編

心への暴力《ぼうりょく》

- □ いつもいっしょに行動《こうどう》しないと怒《おこ》る
- □ ほかの異性《いせい》と話すことを禁止《きんし》される
- □ スマホをチェックされる
- □ どこでなにをしているか、一日に何回も報告《ほうこく》しないといけない

からだへの暴力《ぼうりょく》

- □ なぐられたり、けられたりする
- □ 怒《おこ》るとものにあたって、止めても聞かない
- □ 自分がなにもしていなくても、機嫌《きげん》が悪《わる》いと、たたかれたりする

性的《せいてき》な暴力《ぼうりょく》

- □ 断《ことわ》ってもむりやりキスやセックスをさせられる
- □ セックスをするときに、避妊《ひにん》に協力《きょうりょく》してくれない

お金の暴力《ぼうりょく》

- □ デートのときにかかるお金は毎回自分が払《はら》っている
- □ 何万円もするような高価《こうか》なプレゼントを買《か》わされる
- □ お金を貸《か》しても、返《かえ》してくれない

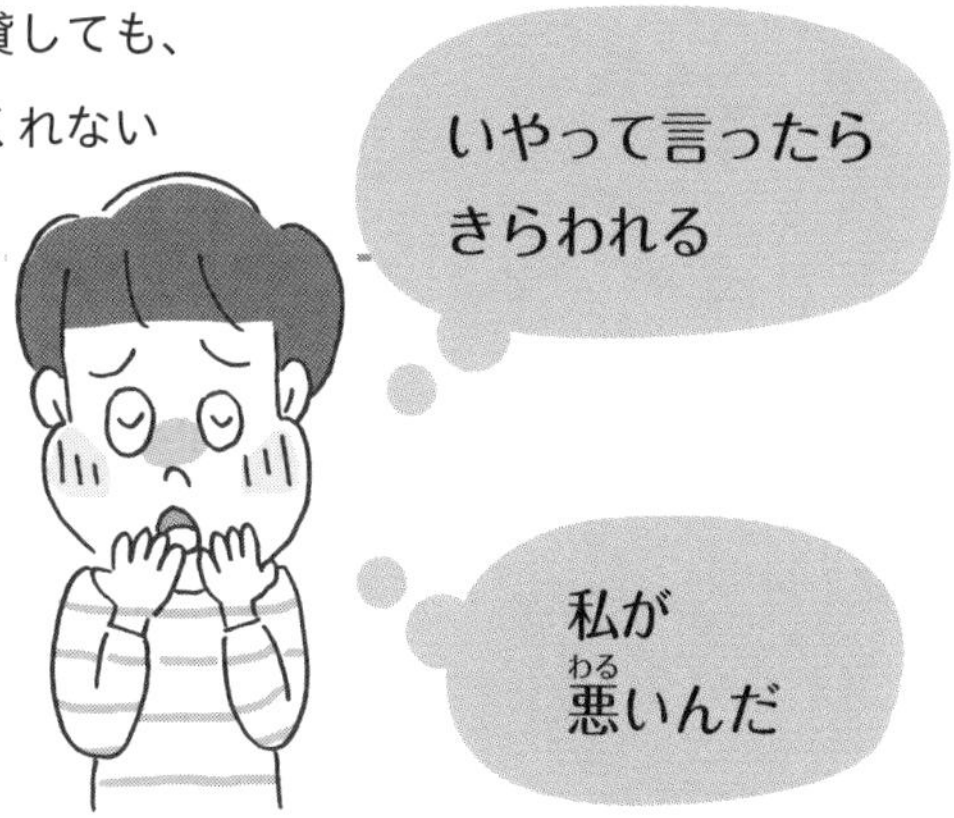

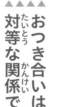

いやって言ったらきらわれる
私が悪《わる》いんだ

どんな理由《りゆう》があっても相手《あいて》に暴力《ぼうりょく》をふるったり、ひどいことを言ったりするのはいけないことです。されたほうはちっとも悪《わる》くありません。

おつき合いは対等《たいとう》な関係《かんけい》で

おつき合いをしている相手《あいて》は、「自分のもの」ではないので、相《あい》手《て》の行動《こうどう》や気持《きも》ちのすべてが自分の思い通りにはなりません。

大切な相手《あいて》とは、自分の気持《きも》ちを言い合える対等《たいとう》な関係《かんけい》をつくりましょう。いっしょにいて、「怖《こわ》い」と感《かん》じたり、いつもどちらかがどちらかに従《したが》うような関係《かんけい》は、対等《たいとう》ではありません。

ネットで出会った人、信用《しんよう》するのはまだ早い

相手《あいて》はどんな人かわからない

知らない人ともつながることができるインターネットやSNS《エスエヌエス》。なかには、うそをついて近づいてくる人もいます。

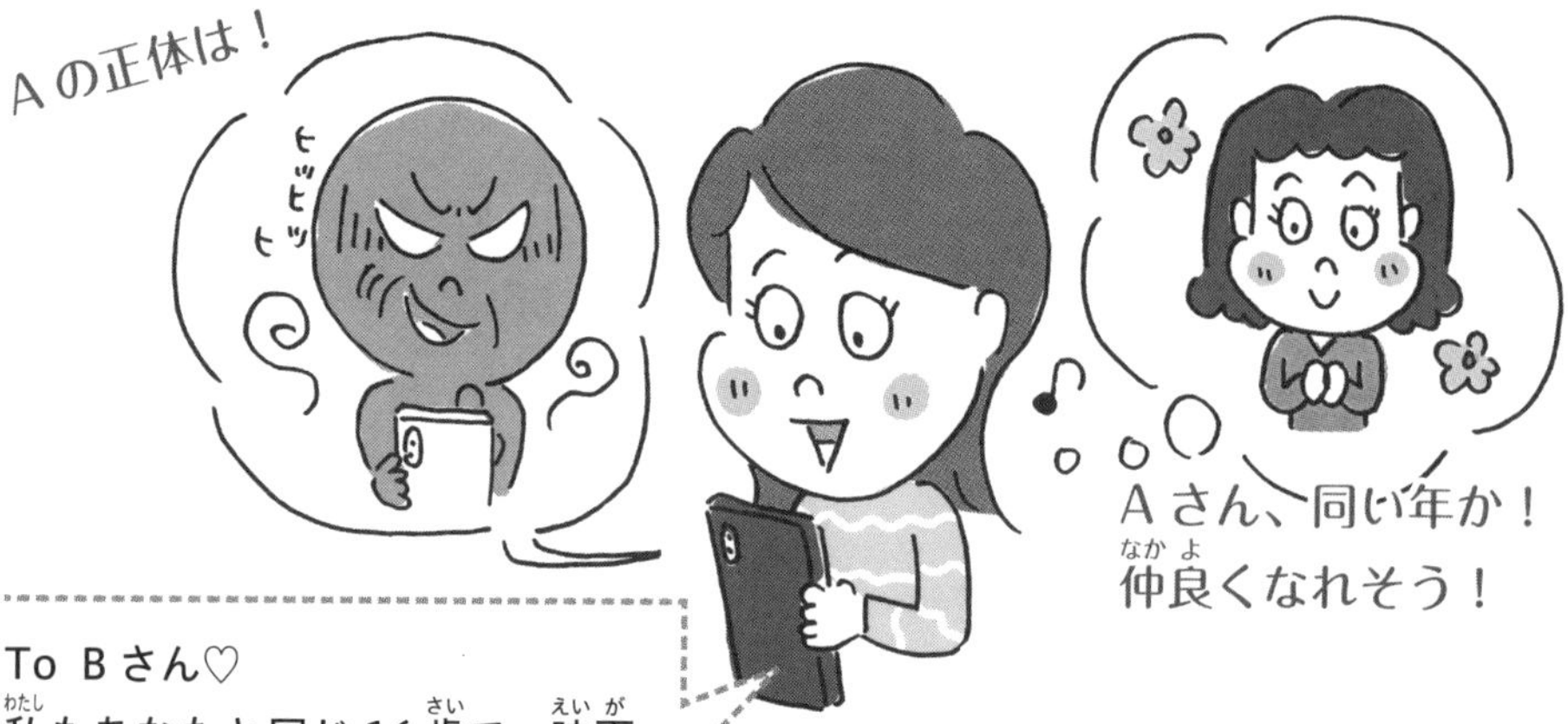
Aの正体は！
ヒッヒッヒ
Aさん、同い年か！
仲良《なかよ》くなれそう！

To Bさん♡
私《わたし》もあなたと同じ16歳《さい》で、映画《えいが》を見るのが大好《だいす》きです！　よかったら今度《こんど》いっしょに、映画《えいが》見に行きませんか？　住所《じゅうしょ》を教えてくれたら、私《わたし》がそっちに遊《あそ》びに行きます！
Aより

あなたのことを知るために、うその人物《じんぶつ》になりすましている人もいるかもしれません。

ネットではいくらでもうそをつける

一度《いちど》も会ったことがなくても、遠《とお》くはなれたところに住《す》んでいる人でも、共通《きょうつう》の話題《わだい》があれば仲良《なかよ》くなれるのが、SNS《エスエヌエス》の魅力《みりょく》です。けれど、SNS《エスエヌエス》では名前や性別《せいべつ》、年齢《ねんれい》などうそを書くことができます。みんながうそをついているわけではありませんが、SNS《エスエヌエス》に書いてあることすべてが真実《しんじつ》ではないことも知っておきましょう。

最初《さいしょ》は好《す》きなアイドルの話などをしていても、「二人で会おう」と誘《さそ》われたり、住所《じゅうしょ》や年齢《ねんれい》、学校名などの個人情報《こじんじょうほう》を聞かれたりしたら要注意《ようちゅうい》。答えずに信頼《しんらい》できるおとなに相談《そうだん》しましょう。

こんなやりとりに気をつけよう

便利《べんり》で楽しいSNS《エスエヌエス》ですが、使《つか》い方《かた》によっては被害者《ひがいしゃ》になってしまうことも。次のようなやりとりには注意《ちゅうい》しましょう。

1 個人情報《こじんじょうほう》を伝《つた》えない

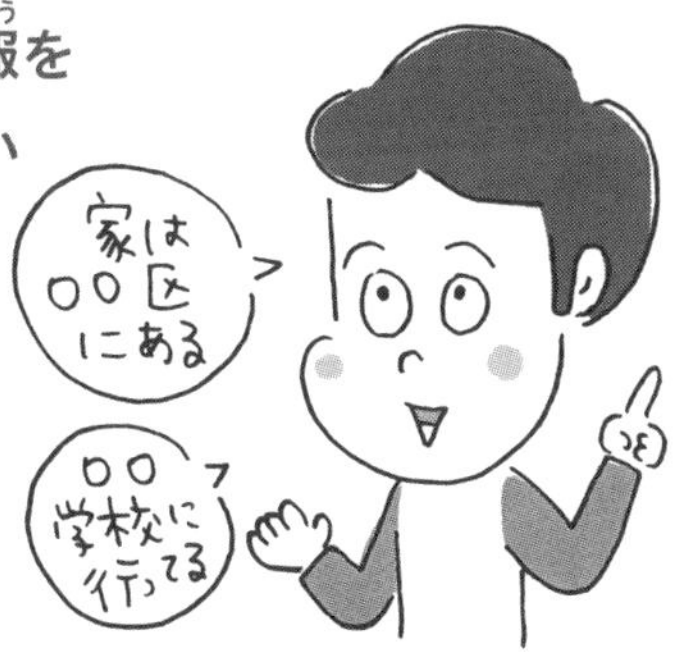

名前や住所《じゅうしょ》、年齢《ねんれい》、学校名、家族《かぞく》の名前などあなた個人《こじん》に関《かん》する情報《じょうほう》をSNS《エスエヌエス》で教えるのは要注意《ようちゅうい》です。

2 自分の顔やからだのパーツの写真《しゃしん》を送《おく》らない

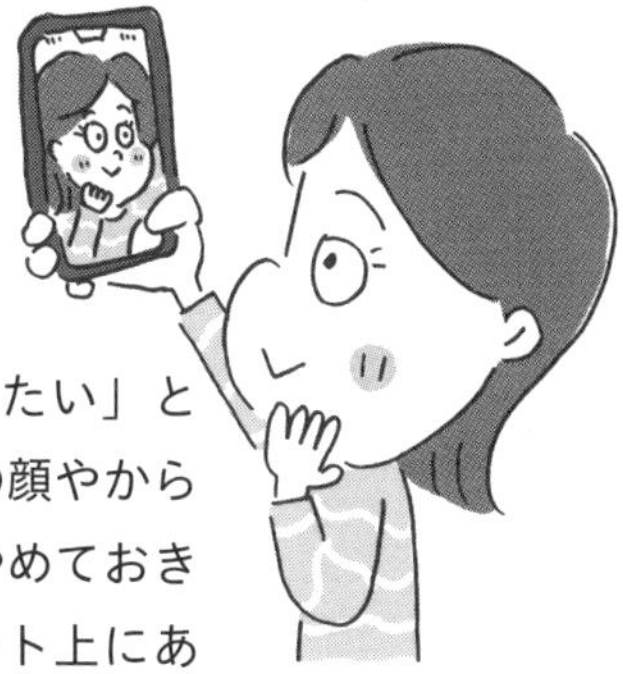

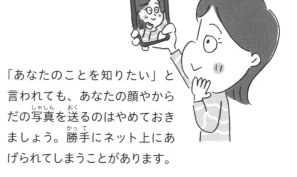

「あなたのことを知りたい」と言われても、あなたの顔やからだの写真《しゃしん》を送《おく》るのはやめておきましょう。勝手《かって》にネット上にあげられてしまうことがあります。

3 「会いたい」と言われたら信頼《しんらい》できるおとなに相談《そうだん》しよう

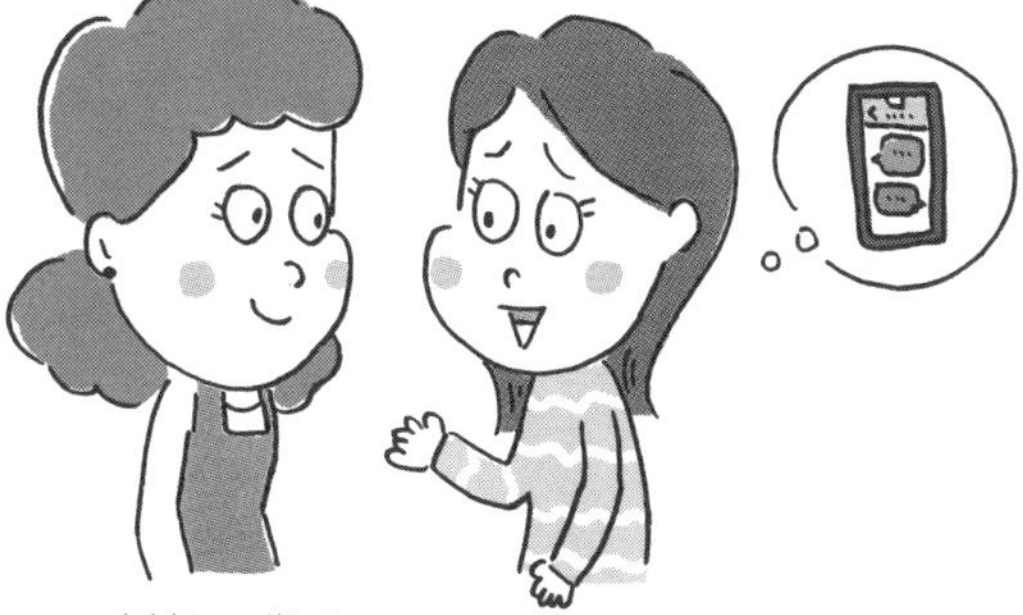

顔や年齢《ねんれい》、性別《せいべつ》はいくらでもうそをつけるので、信《しん》じて会いにいくのは危険《きけん》です。犯罪《はんざい》やトラブルにまきこまれることがあります。

4 相手からいやな言葉《ことば》やはだかの写真《しゃしん》などが送《おく》られてきたら、やりとりはやめる

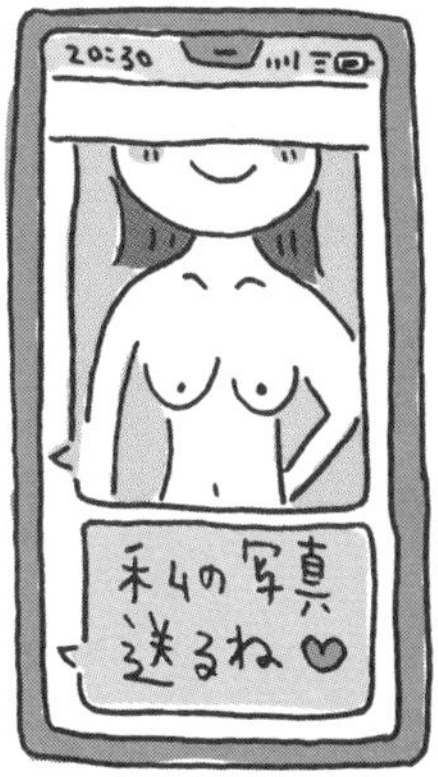

いやな言葉《ことば》やはだかの写真《しゃしん》を勝手《かって》に送《おく》るのは性犯罪《せいはんざい》です。返信《へんしん》したりせず、やりとりをやめましょう。

SNS《エスエヌエス》の危険《きけん》②

はだかの写真《しゃしん》やセックスの動画《どうが》は、どうなるの？

知らないうちに ばらまかれることがある

好《す》きな人やつき合っている相手《あいて》から「はだかの写真《しゃしん》を送《おく》って」と言われても、きっぱりと断《ことわ》りましょう。今はお互《たが》いに愛《あい》し合《あ》っていても、二人がずっといい関係《かんけい》でいられるとはかぎりません。うっかりはだかの写真《しゃしん》を送《おく》ってしまうと、二人の関係《かんけい》が悪《わる》くなったり、別《わか》れたりしたときに、仕返《しかえ》しとして写真《しゃしん》がネット上にばらまかれてしまうことがあります。

これを「リベンジポルノ」といい、されるととても困《こま》ります。自《じ》分《ぶん》自身《じしん》を守《まも》るためにも、はだかの写真《しゃしん》や動画《どうが》は撮《と》ったり、撮《と》らせたりしないほうが安全《あんぜん》です。

リベンジポルノはこうしておこる

つき合っているときはいい関係《かんけい》でも、けんかをして別《わか》れることも。そんなとき、好《す》きな人のために送《おく》った写真《しゃしん》で仕返《しかえ》しされるかもしれません。

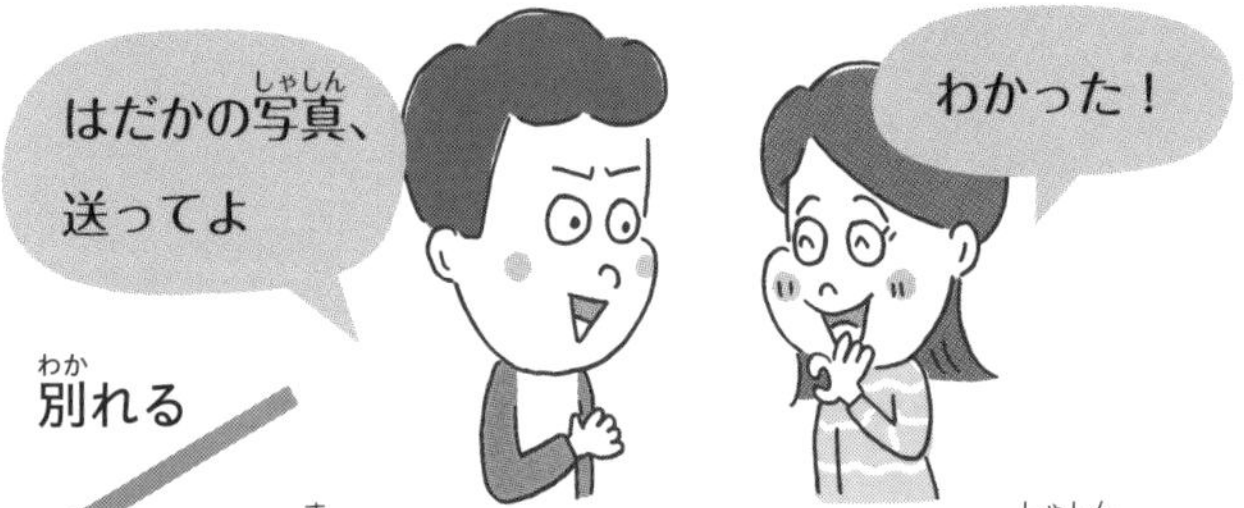
はだかの写真《しゃしん》、送ってよ
わかった！

好《す》きな人のためなら、はだかの写真《しゃしん》を自撮《じど》りして送ってしまいます。

別《わか》れる

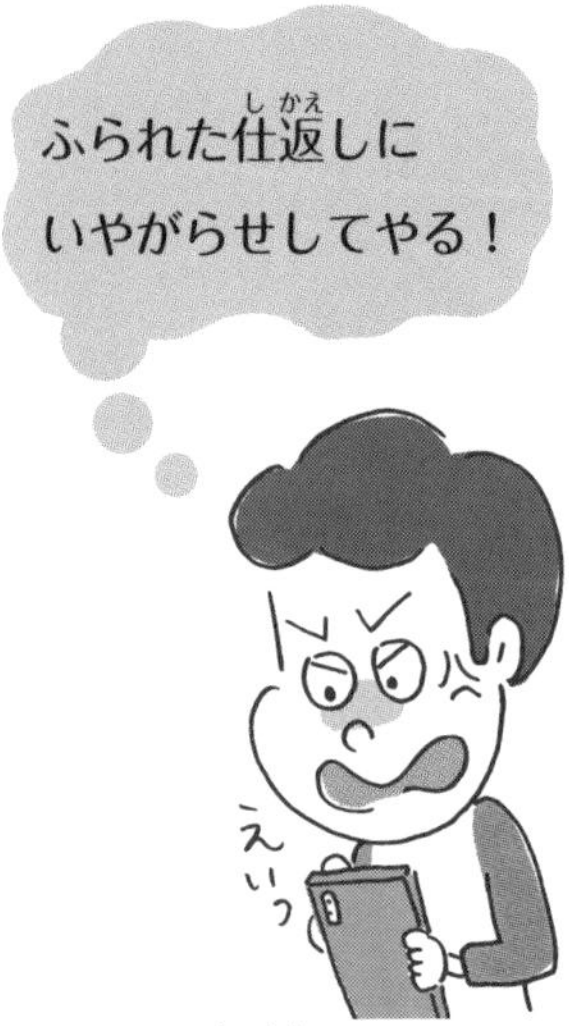
ふられた仕返《しかえ》しにいやがらせしてやる！
えいっ

SNS《エスエヌエス》に写真《しゃしん》をアップ

はだかの写真《しゃしん》がネット上に公開《こうかい》され、だれでも見られるようになります。

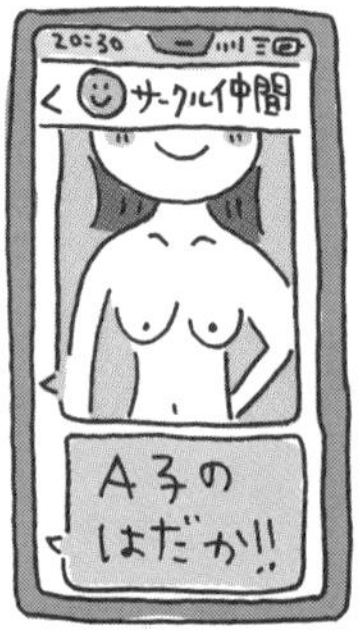

困《こま》る

一度《いちど》、ネット上にばらまかれた画像《がぞう》や動画《どうが》はなかなか消《け》すことができません。

勇気《ゆうき》を出して断《ことわ》ろう！

好《す》きな人の頼《たの》みなら、ＯＫしたくなるかもしれません。けれど、そんなお願《ねが》いをしてくる相手《あいて》は、ほんとうにあなたのことを大切に思っているのでしょうか？

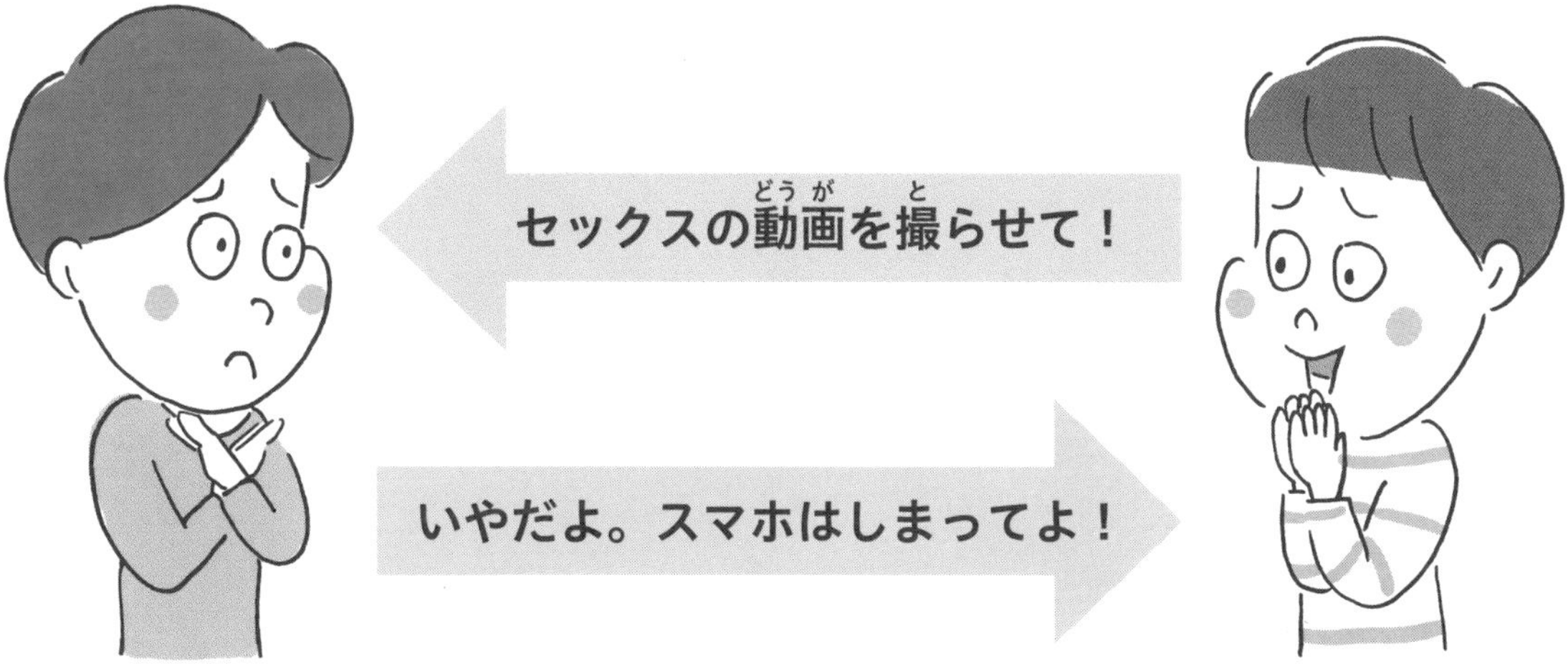

あいまいな言葉《ことば》ではなく、「いやです」「撮《と》らないで」とはっきりと伝えましょう。相手《あいて》が怒《おこ》ったり、暴力《ぼうりょく》をふるってきたりしたら、信頼《しんらい》できるおとなに相談《そうだん》します。

ＡＶ《エーブイ》でははだかやセックスを撮影《さつえい》していますが、現実《げんじつ》に撮影《さつえい》すれば相手《あいて》をきずつけます。恋人《こいびと》どうしでも、撮影《さつえい》するのはおすすめできません。

すでに写真《しゃしん》や動画《どうが》を撮《と》られていたら

相手《あいて》にはだかやセックスの画像《がぞう》、動画《どうが》を送《おく》ってしまったり、撮《と》られていたりしたら、消《け》してもらうように頼《たの》みましょう。すでにネット上に公開《こうかい》されてしまっていたら、ネット上から消《け》さなくてはなりません。警察《けいさつ》には、リベンジポルノなど性犯罪被害《せいはんざいひがい》の相談窓口《そうだんまどぐち》があります。

警察庁《けいさつちょう》　犯罪被害者等施策《はんざいひがいしゃとうしさく》

URL：https://www.npa.go.jp/higaisya/seihanzai/seihanzai.html

被害《ひがい》に
あったら

がまんしないで、「いや!」と言ってすぐ逃《に》げよう

同意《どうい》できないことには「いや」と言っていい

あなたのからだはあなたのものです。好《す》きな人にからだを見せたり、さわらせたりするときには、お互《たが》いの同意《どうい》が必要《ひつよう》です。同意《どうい》できないときには、好《す》きな相手《あいて》でも「いや」と断《ことわ》っていいのです。

知らない人が電車のなかで、むりやりからだをさわってきた、道で突然性器《とつぜんせいき》を見せられたなどのときも「いや」と声を出して、まわりの人に助《たす》けを求《もと》めましょう。

また、顔を知っている人でも、いやなことをされたら、「いや」と言います。やめてくれなかったら、その場をはなれ、信頼《しんらい》できるおとなに相談《そうだん》しましょう。

こんなことされていない?

むりやりさわってくる人や、ひわいな写真《しゃしん》を見せたり、自分のからだにさわらせたりする人には「いや」と言いましょう。

- いきなりからだをさわってきた
- 相手《あいて》の性器《せいき》などをさわるように言われた
- はだかを見せてきた
- 2人きりのときにひわいなことを聞いてきた
- 性器《せいき》やセックスの画像《がぞう》や動画《どうが》を見せてきた

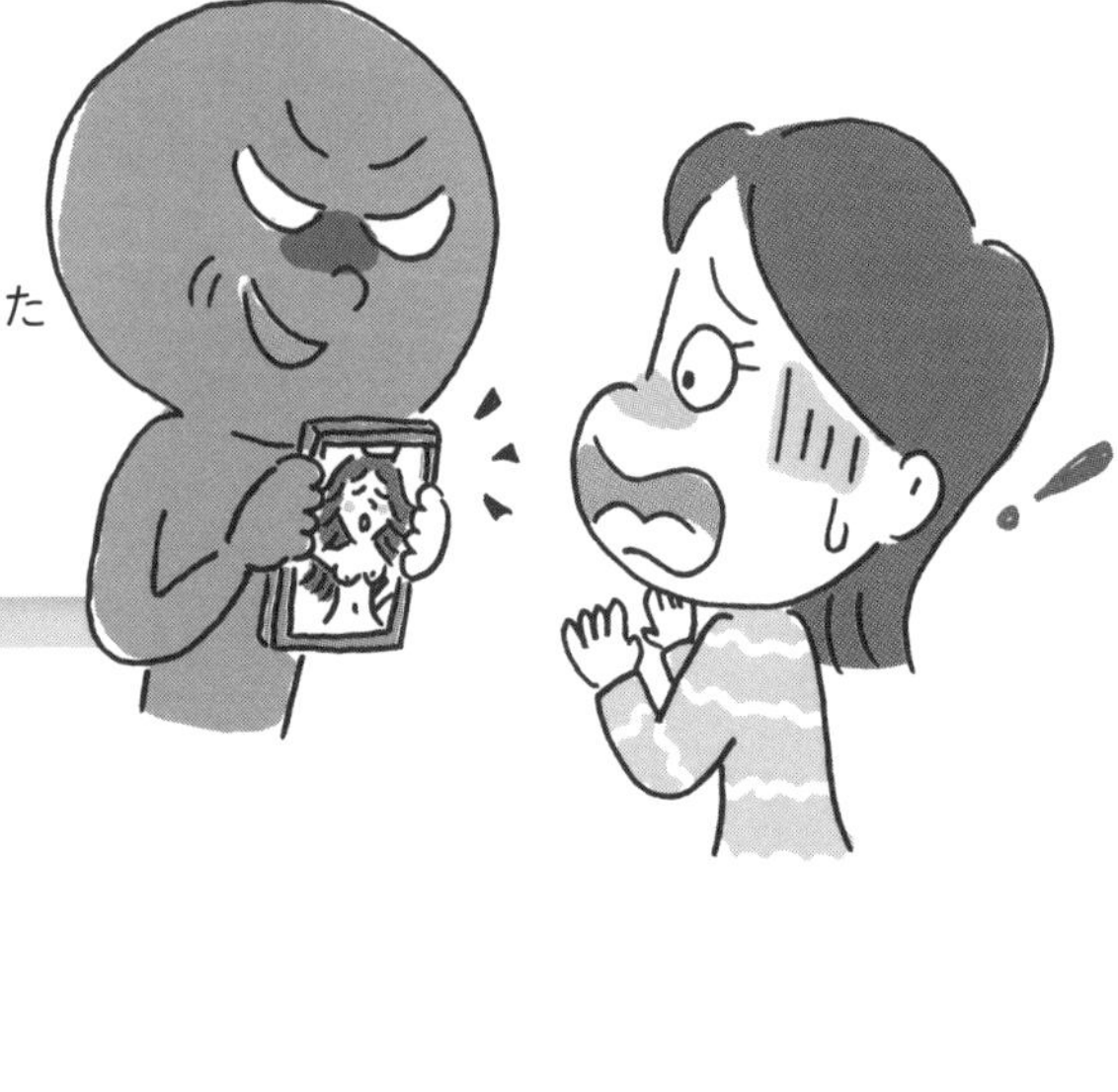

被害《ひがい》にあいそうになったら

自分がしたくないことをされそうになったり、させられそうになったときは、相手《あいて》がだれでも「いや」と声を出しましょう。

1 「いや！」と言って相手《あいて》からはなれる

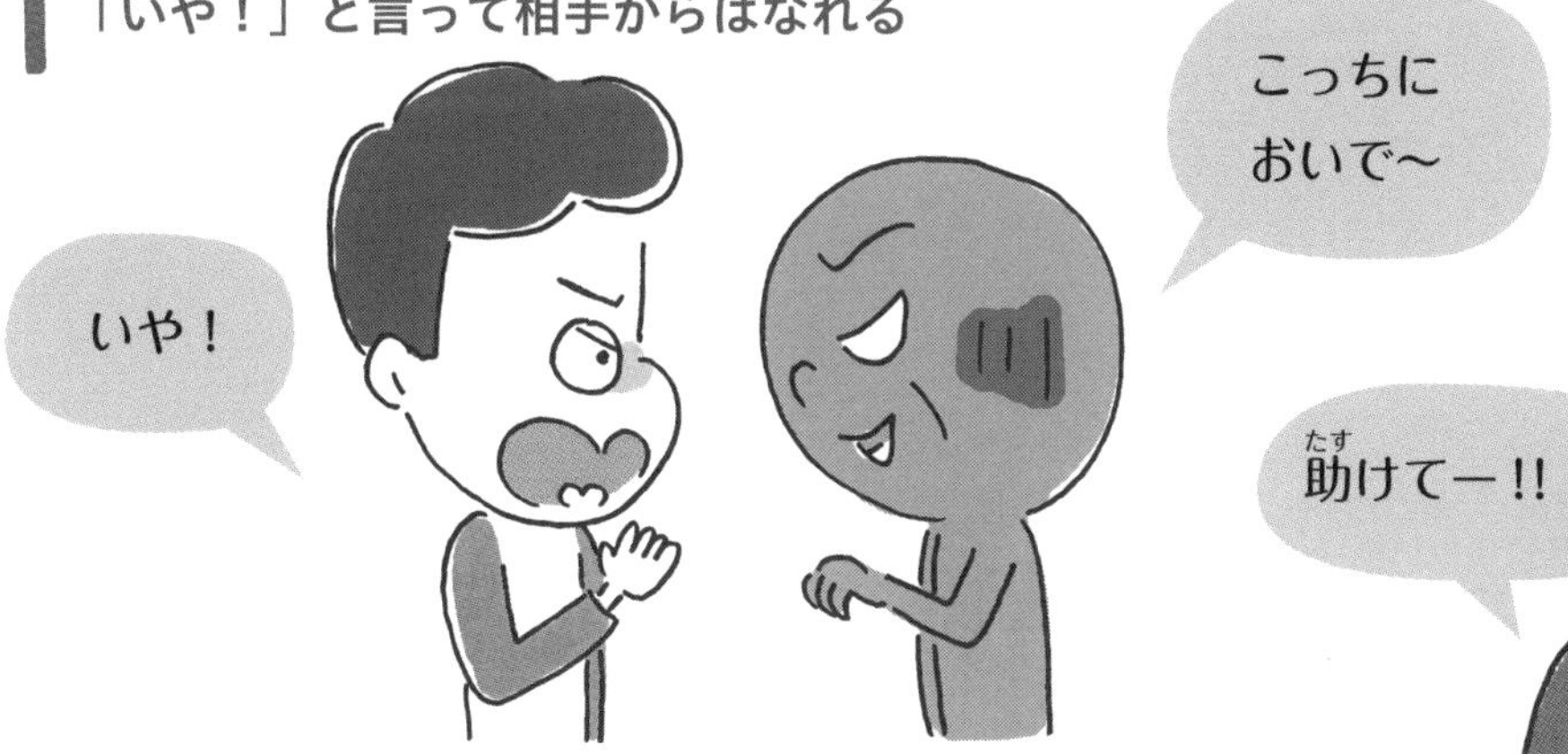

2 大きな声で助《たす》けを求《もと》める

まわりの人に「助《たす》けて」と大きな声を出して呼《よ》びます。防犯《ぼうはん》ブザーを鳴《な》らすのもいいでしょう。

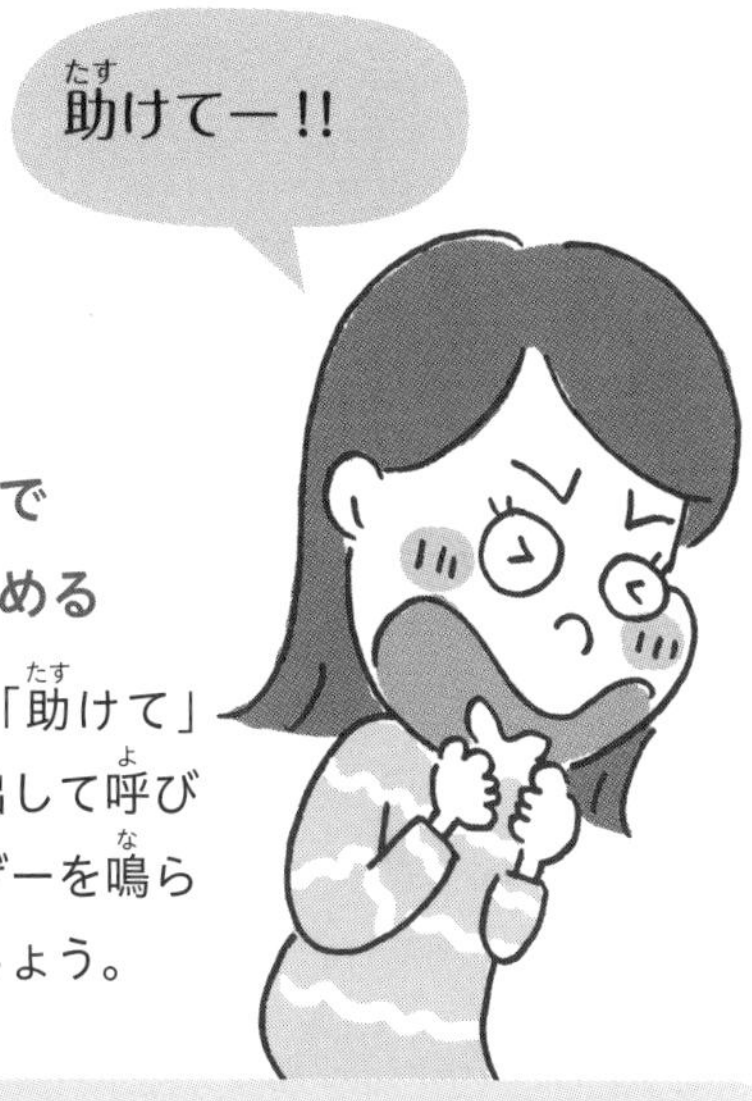

3 人のいるほうへ逃《に》げる

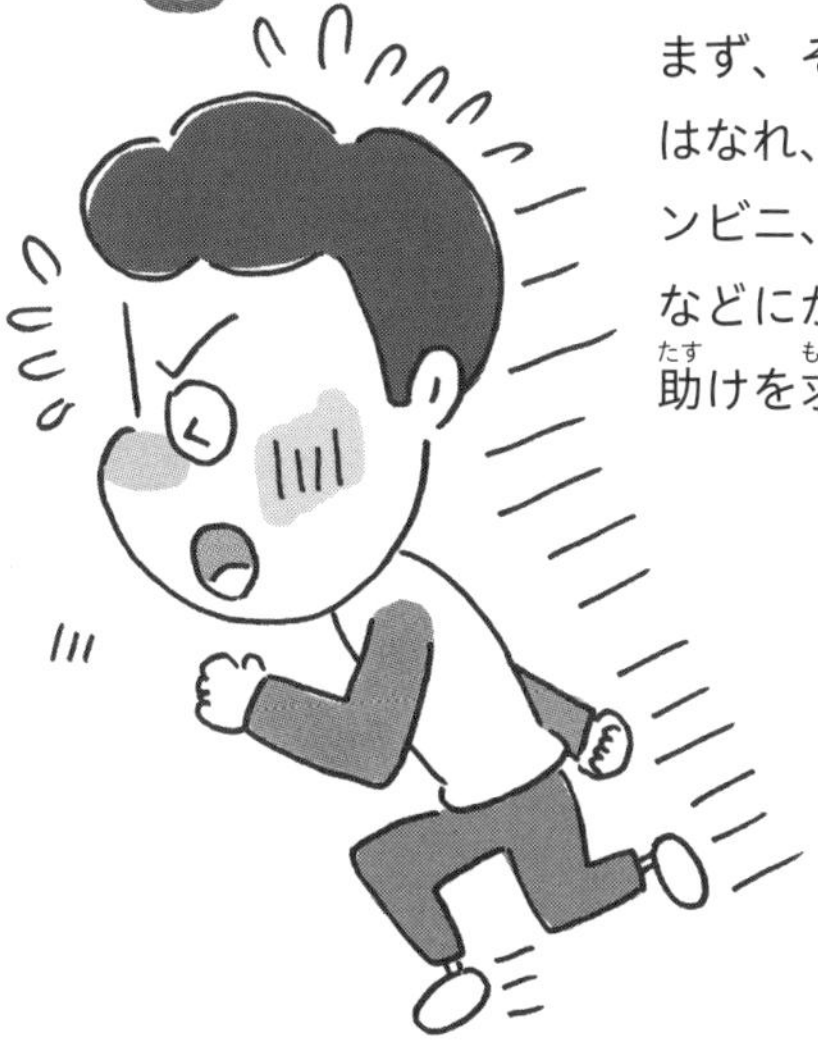

まず、その場からはなれ、交番《こうばん》やコンビニ、スーパーなどにかけこんで助《たす》けを求《もと》めます。

被害《ひがい》にあってもあなたは悪《わる》くない

「遅《おそ》い時間、ひとりで歩いていた」「肌《はだ》を出す服《ふく》を着《き》ていた」などはおそわれていい理由《りゆう》にはなりません。悪《わる》いのは、むりやりいやなことをした相手《あいて》のほう。自分自身《じぶんじしん》を責《せ》める必《ひつ》要《よう》はありません。

COLUMN

困《こま》ったときに頼《たよ》れる連絡先《れんらくさき》や性《せい》の情報《じょうほう》サイト

性被害《せいひがい》にあったときや困《こま》ったときは、専門《せんもん》の相談先《そうだんさき》に相談《そうだん》することができます。また、性《せい》のことで悩《なや》みごとがあるときは、信頼《しんらい》できるサイトを見るのもいいでしょう。

思春期《ししゅんき》の性《せい》の悩《なや》みの相談《そうだん》

思春期《ししゅんき》・FP《エフピー》相談《そうだん》LINE《ライン》

LINE ID：@ 183xqhfs
HP：https://www.jfpa-clinic.org

チャイルドライン ®

電話番号《でんわばんごう》：0120-99-7777
受付《うけつけ》：16 時～ 21 時
HP：https://childline.or.jp/

妊娠《にんしん》の相談《そうだん》

全国《ぜんこく》のにんしん SOS《エスオーエス》相談窓口《そうだんまどぐち》

HP：https://zenninnet-sos.org/

性《せい》の情報《じょうほう》サイト

命育《めいいく》

HP：https://meiiku.com/howtonavi/

セイシル

HP：https://seicil.com/

ピルコン

HP：https://pilcon.org/help-line

※ピルコンのサイトから、妊娠《にんしん》の相談《そうだん》ができる「ピルコンにんしんカモ相談《そうだん》」にアクセスできます。

性被害《せいひがい》にあったら

性犯罪《せいはんざい》・性暴力被害者《せいぼうりょくひがいしゃ》のためのワンストップ支援《しえん》センター「# 8891」

全国共通短縮番号《ぜんこくきょうつうたんしゅくばんごう》：
8891
（はやくワンストップ）
HP：https://www.gender.go.jp/no_violence/seibouryoku/consult.html

●編集協力　新保寛子・金森萌未（オフィス 201）
●カバーデザイン　桐畑恭子
●本文デザイン　南雲デザイン
●本文・カバーイラスト　WOODY

健康ライブラリー
発達《はったつ》が気《き》になる子《こ》の
性《せい》の話《はなし》
みんなでいっしょに学《まな》びたい

2023年1月17日 第1刷発行

監　修　伊藤修毅（いとう・なおき）
発行者　鈴木章一
発行所　株式会社 講談社
東京都文京区音羽 2-12-21
郵便番号　112-8001
電話番号　編集　03-5395-3560
販売　03-5395-4415
業務　03-5395-3615
印刷所　凸版印刷株式会社
製本所　株式会社若林製本工場

N.D.C.493　98p　21cm

KODANSHA

ISBN978-4-06-530221-7

■ 監修者プロフィール

伊藤修毅（いとう・なおき）

1974年生まれ。日本福祉大学教育・心理学部准教授。高等養護学校教諭を経て、2009年奈良教育大学大学院教育学研究科修士課程修了、2012年立命館大学大学院社会学研究科博士後期課程修了。"人間と性" 教育研究協議会障害児・者サークル代表、全国障害者問題研究会愛知支部長。主な著書に『ゼロから学ぶ　障害のある子ども・若者のセクシュアリティ』（全障研出版部）などがある。

■ 医療監修

伊藤加奈子（いとう・かなこ）

産婦人科医。ココカラウィメンズクリニック院長。NPO 法人ウーマンリビングサポート代表理事。NPO 法人全国こども福祉センター理事。一般社団法人子ども若者支援センター副理事。

（P.30～31、P.72～79 監修）

■ 参考文献・参考資料

伊藤修毅編著『イラスト版　発達に遅れのある子どもと学ぶ性のはなし』合同出版

伊藤修毅編・"人間と性" 教育研究協議会障害児・者サークル著『性と生の支援　性の悩みやとまどいに向き合う』本の種出版

伊藤修毅著『ゼロから学ぶ　障害のある子ども・若者のセクシュアリティ』全障研出版部

木全和巳・伊藤加奈子・伊藤修毅・田中弘美ほか編著『障がいのある子ども・若者の性と生』クリエイツかもがわ

千住真理子著・伊藤修毅編『生活をゆたかにする性教育』クリエイツかもがわ

浅井春夫編『はじめよう！　性教育 - すべての子どもが性を学ぶための入門書』ボーダーインク

木全和巳著『〈しょうがい〉と〈セクシュアリティ〉の相談と支援』クリエイツかもがわ

田代美江子監修『親子で考えるから楽しい！　世界で学ばれている性教育』講談社

中野久恵・星野恵編著『あっ！　そうなんだ！　わたしのからだ』エイデル研究所

宋美玄監修『産婦人科医宋美玄先生が娘に伝えたい性の話』小学館

高橋幸子著『サッコ先生と！　からだとこころ研究所』リトルモア

ユネスコ編『改訂版　国際セクシュアリティ教育ガイダンス』明石書店

講談社 健康ライブラリー スペシャル／イラスト版

知的障害／発達障害のある子の育て方

徳田克己、水野智美 監修

「これから」に備えて「いま」できること。子どもの育ちを促すためのヒントが満載！

ISBN978-4-06-519309-9

発達障害がよくわかる本

信州大学医学部子どものこころの発達医学教室教授
本田秀夫 監修

発達障害の定義や理解・対応のポイント、相談の仕方、家庭と学校でできることを、基礎から解説。

ISBN978-4-06-512941-8

15歳までに始めたい！ 発達障害の子のライフスキル・トレーニング

早稲田大学教育・総合科学学術院教授
梅永雄二 監修

健康管理、進路選択、対人関係など、10種類の生活面のスキルの磨き方。大人になってから困らないために、今から取り組もう！

ISBN978-4-06-259698-5

自閉症スペクトラムがよくわかる本

信州大学医学部子どものこころの発達医学教室教授
本田秀夫 監修

原因・特徴から受診の仕方、育児のコツまで、基礎知識と対応法が手にとるようにわかる！

ISBN978-4-06-259793-7

発達障害の子の立ち直り力「レジリエンス」を育てる本

藤野博、日戸由刈 監修

失敗に傷つき落ちこんでしまう子どもたち。自尊心を高めるだけではうまくいかない。これからの療育に不可欠なレジリエンスの育て方。

ISBN978-4-06-259694-7

発達障害の子どもの実行機能を伸ばす本

NPO法人えじそんくらぶ代表
高山恵子 監修

子どもの自立を考えるなら、まず実行機能を理解し伸ばそう。サポートのコツは「相性」。

ISBN978-4-06-523128-9

発達障害の子どもに自立力をつける本

NPO法人えじそんくらぶ代表
高山恵子 監修

心理的自立から進学・就労の準備まで思春期の子どもに今、親ができること。

ISBN978-4-06-527659-4

LDの子の読み書き支援がわかる本

尚絅学院大学総合人間科学系教授
小池敏英 監修

ひらがな・カタカナ・漢字・文章……苦手はなに？悩みにあわせて選べる12種類の支援法を紹介。

ISBN978-4-06-259807-1